현대인을 위한
기능의학 건강관리
실용편

현대인을 위한
기능의학 건강관리 - 실용편

초판 1쇄 2021년 11월 05일
초판 3쇄 2024년 05월 15일

지 은 이 최진석
편   집 최보인
펴 낸 이 황대연
발 행 처 설교자하우스
주   소 경기 수원시 팔달구 권광로 276번길 45, 3층
전   화 070. 8267. 2928
전자우편 1234@naver.com
등   록 2014. 8. 6.

ISBN 979-11-976251-0-7 13510
값은 뒷표지에 있습니다.

본문과 표지 일부에 Mapo 금빛나루, 꽃섬 서체를 사용하였습니다

현 대 인 을 위 한

기능의학 건강관리
실용편

최진석 지음 | 최보인 편집

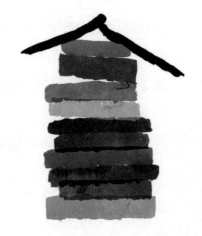

설교자하우스

■   많은 이들이 전국에서 하동 시골병원의 최진석 원
장을 찾아온다. 최 원장을 만나서 교제하다 보면 의료 사업
인이 아니라, 의료 목회자처럼 느껴지곤 한다. 그는 늘 환
자 개인의 상태에 집중한다. 증상에 따른 표준치료가 아니
라, 개인의 상태에 따른 개별치료가 그의 치료의 핵심이다.
그러니 그는 늘 고민과 공부와 작업이 넘쳐난다. 그의 궁극
적인 목적과 꿈은 환자들이 스스로 건강을 관리하고 유지하
여 병원에 올 필요가 없도록 만드는 것이다. 이 책은 스스로
자기의 건강을 관리하고 유지할 수 있도록 안내하는 기능의
학적 건강관리 방법들을 담고 있다. 그래서 제목도 기능의
학 건강관리 실용편이다. 이 책을 꼼꼼하게 읽고 저자가 제
공하는 다양한 건강관리 방법들을 실천하면 병원에 가지 않
고 일상의 건강을 유지하며 살아가는데 큰 도움을 얻게 될
것이다.

_정창균 박사(설교자하우스 대표, 합동신학대학원대학교 전임총장)

■　　최진석 원장과는 의대생 때부터 절친이었습니다. 그와 드디어 병원을 함께 세우고 진료를 한 지 10년이 넘었습니다. 경남 하동의 시골 의원으로 전국의 난치병 환자들이 그를 찾아옵니다. 일본, 동남아, 호주, 캐나다, 미국, 남미 등에서도 소문과 유튜브를 통해 환자분들이 그를 찾아옵니다. 매일 매일 마치 장날처럼 환자가 붐비는 가운데 진료를 하는 바쁜 그가 두 번째 책을 낸다고 하니 놀라울 뿐입니다. 쉬지 않고 연구하면서 희귀병, 난치병, 각종 암 환자들을 기능의학으로 오랫동안 치료한 경험을 담아 그가 내놓는 두 번째 책입니다. 내용이 어렵지 않고, 실용적이어서 누구나 일상에서 실천한다면 건강증진과 질병의 예방 및 치료에 큰 유익을 얻을 것이라고 자신 있게 이 책을 추천합니다. 최 원장과 오랜 절친인 나는 브레이크가 없는 것처럼 환자들의 치료를 위하여 달려가는 그의 건강이 한편으로는 늘 걱정됩니다.

_오기창 내과전문의(참사랑연합의원 원장, 유튜버 『내과의사 사이먼』)

■　　최진석 원장은 내 건강을 믿고 맡길 수 있는 의사입니다. 그는 진실과 성실, 생명을 사랑하는 의사로서 최선

을 다하는 의사입니다. 최진석 원장을 담임목사와 성도로 만나 30여 년을 지내오면서 내가 내리는 한 마디 결론입니다. 이 책에도 지난 책과 마찬가지로 최 원장의 신앙인으로서 성실한 삶과 의사로서 전문성과 끊임없는 탐구 열정이 그대로 담겨 있습니다. 그는 병든 환자를 치료하는 것을 넘어 평소 자기 건강을 자신이 지키도록 돕는 마음으로 본 책을 썼습니다. "힘들기는 하지만 의사로서 환자들을 진료하며 살아가는 것이 늘 복되고 보람 된다"는 그의 말은 진심입니다. 최 원장이 추구하는 기능의학이 가락국의 관문 하동에서 펼치는 땅끝을 향한 미션이 되기를 간절히 바랍니다.

_김유수 목사(광주월광교회 원로목사, 월광기독학교 이사장)

■　　최진석 원장님의 따스한 마음이 가득 담긴『기능의학 건강관리 실용편』이 출간되는 것을 크게 기뻐하고 감사드립니다. 읽는 내내 흐뭇한 미소가 피어올랐습니다. 사람을 치유하는 근본 비결은 의술을 뛰어넘는 깊은 사랑임을 이 책을 통하여 깨닫습니다. 평소에 아픈 이웃을 내 몸처럼 여기며 사랑으로 섬기는 원장님의 마음이 이 책에 고스란히 담겨 있습니다. 우리 주위에는 몸과 마음의 질고로 어려움을 겪는 분들이 많습니다. 이 책은 전인 건강이 우리의 일상

적 삶과 얼마나 밀착되어 있는지, 또한 우리가 처해 있는 사방의 환경이 어떤 상태인지, 그리고 창조의 질서 아래 자신을 바로 세우는 일이 왜 중요한지를 매우 흥미롭게 설명해 주고 있습니다. 건강을 잃고 어려움을 겪고 있는 분들에게 이 책은 큰 위안이 되고 기쁜 소식이 될 것입니다. 이 귀한 책을 많은 분들이 읽고 실천하여 건강에 큰 유익을 얻기를 바라고, 앞으로도 최원장님을 통하여 놀라운 치유의 열매가 가득하기를 기대합니다.

_신창옥 목사(진상동부교회 담임목사)

■ 　정보의 홍수 시대에 진정으로 도움이 되는 정보를 찾기란 모래사장에서 바늘 찾기만큼 힘들기도 합니다. 그런 의미에서 이 책은 읽는 사람이 쉽게 이해할 수 있고, 실천할 수 있는 내용들을 담고 있다는 점에서 진정으로 도움이 되는 아주 귀중한 책이란 생각이 듭니다. 바른 시각과 바른 지식, 그리고 바른 방법으로 독자들이 스스로 자신의 건강을 지킬 수 있게 하는 뛰어난 길잡이가 되어줄 책이라 믿어 의심치 않습니다.

_김덕수 박사(닥터웰의원 원장, 유튜버 『닥터덕』)

▪   최진석 원장님은 하나님을 사랑하고 이웃을 사랑하는 가운 입은 목회자다. 환자를 지갑으로 보지 않고 고통 속에 거하시는 주님으로 대하려고 한다. 그래서 수입을 올려줄 몸의 아프고 고장난 부위만 주목하지 않고 환자의 내면과 몸 전체를 검진한다. 이 책에는 현대인의 건강을 위한 실용적인 기능의학 비법들이 빼곡하다. 이것들은 멀리 있지 않고, 심오한 의학서에 있지 않고 먹고 마시고 운동하는 일상 속에서 관찰되는 것들이며 누구든지 실천이 가능한 것들이다. 의학자의 글이지만 사전을 깨물지 않아도 술술 읽혀진다. 더 쉬운 이해와 심층적인 설명을 위해 각 주제에 관련 있는 동영상 강의와 관련 문헌들도 적절하게 소개한다. 창세기와 전도서와 아가서에 나오는 구절을 의학적인 관점에서 풀이하는 것도 아주 흥미롭다. 저자가 쓴 두 권의 책을 읽으면서 나는 곁에 휴대용 주치의를 둔 것처럼 든든하다.

_한병수 교수(전주대학교, 교의학)

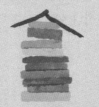

PART 1

외모의 변화 - 기능의학적 관찰

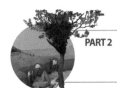

PART 2

주범 - 오염!

PART 3

갱년기 - 현상과 대책

PART 4

노화의 역주행

관심과 고백, 그리고 감사

관심

저는 정통 주류의학을 공부한 의사임에도 기능의학 의사의 길을 걸어왔습니다. 제가 기능의학에 관심을 갖게 된 결정적인 계기는 의사 초년병 시절에 순천의 결핵 진료소에 근무하면서 겪은 경험이었습니다. 의료인 선교사가 들어와 복음과 의술을 함께 전하면서 시작한 진료소였습니다. 그 진료소에서는 모든 치료제에 거부 반응을 일으켜서 치료 가능성이 전혀 없는 결핵 환자들에게 햇빛을 쪼이게 하고, 고추씨를 먹게 하고, 생선의 내장을 먹게 하는 처방을 했습니다. 그렇게 하여 치료 약이 없어서 사망해야 했을 환자가 상당한 시간이 지난 후에도 여전히 살아있었다는 사실을 우연히 알게 되었습니다. 햇빛은 비타민 D를, 고추씨는 비타민 C를, 생선의 내장은 비타민 D와 생선 오일을 섭취시키기 위한 방편이었던 것입니다. 그후 저는 다행히도 기능의학의 대가들에게서 기능의학의 진수를 이어받는 복을 누렸습니다. 그리고 제가 공부한 기능의학을 임상으로 적용할 수 있는 환자들을 계속 진료하는 또 다른 복을 누렸습니다. 저의 기능의학 진료는 그렇게 점점 깊어지고 경륜이 쌓여간 것입니다. 이러한 내력은 이전에 발간한 책, "기능의학 건강관리, 20주제" 서문에서 이미 소상히 밝힌 바 있습니다.

기능의학 진료를 하다 보니 저는 다른 사람들이 보기에 엉뚱하고 황당하다는 비웃음을 당할지도 모르는 또 다른 관심에 집착하게 되었습니다. 음식점과 찻집, 그리고 먹거리 등에 대한 집요한 관심입니다. 그러나 제가 그런 일들에 그렇게 관심을 갖는 것은 기능의학 의사인 저에게는 지극히 당연한 일입니다.

기능의학은 획일적이고 기계적인 처방이나 치료가 아니라, 환자 개인의 상태와 조건을 세심하게 살피고 그에 따른 처방을 해야 합니다. 약을 사용할 때는 사용 약의 작용과 부수적인 작용, 부작용, 약물의 상호 작용에 대한 깊고 종합적인 이해를 갖추어야 합니다. 그러므로 기능의학으로 환자를 진료하고 치료하게 되면 단순히 환자가 앓고 있는 증상의 완화에만 매달릴 수 없습니다. 환자가 신체의 특정 기관이나 부위에 앓고 있는 질병은 단순히 그 증상이나 그 기관 하나만의 문제가 아니라, 몸의 다른 부분의 상태나 기능과 복합적으로 연관되어 있다는 것이 기능의학의 기본전제입니다. 그리고 더 나아가 몸의 기관이나 부위의 상태나 혹은 상호작용은 근본적으로는 입에서 어떤 종류의 음식물을 어떤 상태로 저작하여 몸의 각 부위에 전달하는가와 결정적으로 연관을 갖게 됩니다. 그러나 그것이 전부가 아닙니다. 같은 식품이어도 어떤 상태의 식품이 입으로 들어가는가가 결정적인 영향을 끼치게 됩니다. 먹거리 문제인 것입니다. 이렇게 기능의학의 종합적인 관점에서 이해하면 우리 신체의 건강은 궁극적으로는 건강한 먹거리 문제와 직결된다는 결론에 이르게 됩니다.

그러므로 기능의학 의사인 나에게 먹거리에 대한 관심은 단순히 취향이나 식성의 문제가 아닙니다. 환자들을 위한 의료행위 가운데 하나입니다. 오염이나 중금속에서 자유로운 좋은 먹거리와 좋은 먹거리를 좋은 방식으로 조리하는 음식점이나 찻집들을 환자들을 치료하는 마음으로 수시로 탐색하고 정보를 입수하고 직접 찾아가서 확인하고 먼저 경험해 봅니다. 몸에 특정의 성분을 제공하는 식품이나 약재료 혹은 차재료를 공부하기도 하고 찾아다니기도 합니다. 해당하는 환자가 나오면 처방하려는 준비이기도 합니다. 이것은 저의 여가나 취미생활이 아니라, 저의 의료행위의 일부입니다. 그것은 기능의학 의사로서 의료행위를 하겠다고 결정한 순간 저에게는 사필귀정인 셈이었습니다.

고백

저는 지난 몇 년간 환자들에게 나타난 기적같은 치료사례를 인터뷰하여 유튜브에 올리고, 여러 사람과 공유하였습니다. 영상을 보고 즐거워하는 분들도 있지만, 그렇지 않은 분들도 있었습니다. 특히 주변 의사 친구들은 제 걱정을 많이 합니다. "왜 어려운 길 가려고 하니? 쉬운 길 가도 먹고 산다." "네가 거짓말하지 않을 것은 알지만, 솔직히 믿기가 힘들다."

심지어 의사들이 모인 그룹에서 저의 인터뷰 영상들을 보고 이 임상 결과가 가능한지 불가능한지 이런저런 논란도 있었다고 들었습니다. 찾아오시는 환자분들이 중병과 희귀병, 난치병을 앓고 있음에도 많은 경우에 저의 치료가 좋은 결과로 이어지는 데는 몇 가지 특별한 이유가 있다고 생각합니다.

1. 가장 큰 이유는 환자군이 좋습니다. 대부분 신앙생활을 하는 신자이거나 혹은 목회자 이어서 생활 속에 술이나 담배 등이 없고, 대부분 규칙적인 생활을 하며, 감사가 일상화하고 기뻐하며 살려고 노력합니다. 환자의 일상이 규칙적이고 안정적이라면 치료 결과가 좋을 수밖에 없습니다.

2. 의사인 제가 가진 믿음입니다. 저에겐 믿음이 있습니다. 제게 오신 하나님의 사역자들을 주인 되시는 하나님께서 사랑하시고 돌보시니, 그분께서 환자들에게 있는 가시를 제거하여 주실 것이라는 믿음입니다. 그리고 저를 도구로 사용하실 거라는 믿음입니다. 그렇게 생각하면 얼마

나 감사한지 모릅니다. 비록 제가 실력이 부족하고, 못생기고, 언어능력은 '꽝' 일지라도, 전능자께서 저를 쓰시겠다고 하시면 그만인 것입니다.

3. 환자분들의 믿음입니다. 저는 유튜브 등에서 저의 신상이나 병원을 밝히지 않습니다. 저를 찾아오는 많은 환자가 저에게 치료를 받고 기적처럼 호전되신 분들의 소개로 옵니다. 그래서 의사인 저에 대한 신뢰가 뛰어납니다. 그 신뢰 때문에 제가 환자분이 이해하기 어려운 '이상한(?)' 치료 방법을 제시해도 저를 믿고, 기꺼이 따라줍니다. 예를 들면 된장 드시기를 치료 방법으로 추천하고, 황차를 처방하는 등입니다.

4. 환자를 우선으로 생각하는 마음입니다. 저는 치료제를 선택하고, 치료제의 투여 용량을 결정할 때 돈을 먼저 생각하지 않습니다. 오직 치료만 생각합니다. 어떤 인생이든지 하나님의 형상을 따라 되었으니, 그의 주인은 하나님이시니까요. 어떤 경우엔 전부를 사용해야 할 경우도 있습니다. 저의 전부 그리고 환자의 전부입니다. 밭에서

보화를 발견하고 전부와 바꾸는 것처럼요.

제가 열심이면 얼마나 열심일까요? 또한 뛰어나면 얼마나 뛰어나겠습니까? 다른 의사 선생님들과 '도토리 키재기'이겠지요. 그러나 위와 같은 4가지 사실 때문에 환자들이 좋아지는 것이라고 생각합니다. 현대의학 치료이든 기능의학 치료이든 저는 신뢰가 중요하다고 생각합니다. 하지만 저 역시 모든 치료에 성공할 수는 없습니다. 생로병사는 육신이 당연히 거쳐 가는 과정이라 생각합니다. 하지만 기능의학은 그 과정을 조금 늦추거나 그 와중에 조금 더 생명력 넘치는 삶을 누리도록 도움을 줍니다.

증상이 좋아지지 않는 환자분들은 이렇게 설명할 수 있을 것 같습니다.
1. 저의 실력 부족, 공부 부족, 사랑 부족, 시간 부족, 게으름...
2. 현대의학이나 기능의학에 일반은총으로 허락하신 잠재력에 대한 이해와 활용 능력이 아직은 여기까지 밖에 올 수 없어서.

3. 저와 환자가 기능의학을 너무 늦게 만나서 기회가 지나가 버렸기 때문에.

4. 우리가 이해하지 못할 하늘의 다른 뜻이 있어서.

저는 제게 오신 목마른 한 분 한 분께 물 한잔을 대접하는 마음으로 진료를 할 뿐입니다. 매일 제 앞에 앉아있는 환자들이 저의 주인이신 분께서 잘 돌보라고 보내신 사람들이라고 생각합니다. 혹은 주인께서 환자의 모습으로 직접 오셨을지도 모르지요. 저는 언젠가 그분 앞에 서게 될 것입니다. 반드시 그리되겠지요. 죽음을 피할 수 있는 인생은 없으니까요. 그때 주님께서 "네가 그때 준 물 한잔 시원했다"라고 하시면 그만입니다.

감사

두 번째 책을 완성하고 나니, 대종상 남우 주연상을 받는 자리도 아닌데 가슴에 새겨진 감사를 드리고 싶은 많은 이들이 떠오릅니다. 이 자리를 빌어 이름이라도 불러보고 싶은 몇 분들은 그냥 지나갈 수가 없습니다.

이 책은 목회자들에게 행한 강의안을 수정하고 보완하여 제작되었습니다. 내용 저술은 제가 하였지만 그 내용을 정리하고 편집하여 온전한 원고가 되게 한 사람은 따로 있습니다. 저의 큰딸 최보인입니다. 이 책에 수록된 글과 그림, 그리고 표 등 이 아이의 손길이 닿지 않은 곳이 없을 정도입니다. 이제 우리 두 사람은 기능의학의 여러 주제들을 놓고 자유롭게 토론을 하기도 합니다. 그래서 저는 자랑스럽게 최보인을 이 책의 편집자로 올렸습니다. 저는 모든 아빠들이 갖는 꿈을 이루었습니다. 자녀가 아빠의 사상, 생각, 의견에 동의하고 아빠의 생각과 말을 책으로 엮어주었으니까요.

사실 저는 신앙생활 제대로 하는 성실한 의사로 섬진강을 낀 동네에서 조용히 살아가려는 뜻을 정한 무명 무력한 한 사람의 의사일 뿐입니다. 그런 제가 하나님의 특별한 인도로 정창균 총장님을 뵙게 되었습니다. 그분의 지도와 가르침 속에 지내던 중 그분은 저에게 분에 넘치는 강의 자리까지 만들어주시고, 책을 출간할 제안도 해주셨습니다. 정 총장님께는 옆에 있는 이들을 세워주시는 귀한 은사가 있습니다.

언제나 한결같이 저를 지지해준 아내와 가족들 친구들 그리고 지인들이 있습니다. 감사의 마음을 담아 몇 분의 이름을 불러봅니다. 김은아, 결혼 30년 가까이 저에게 늘 봄이 되어준 현숙한 여인이자, 술람미 여인보다 아름다운 나의 아내입니다. 최보인, 상해 복단대학교(푸단대학교) 신방과 신문학부를 갓 졸업한 저의 큰딸로 저의 말을 글이나 표, 혹은 그림으로 작성하는 일과, 저의 유튜브 방송을 제작하는 일에 힘을 다하여 도와주는 고마운 나의 후원자이기도 합니다. 오기창 원장, 19살 때부터 친구이며, 의사가 되면 함께 병원하면서 선교도 좋은 일도 많이 하자던 어릴 때 약속대로 지금 하동 참사랑연합의원을 운영하면서 늘 함께 일하고 함께 놀고 함께 먹으며 잘 지냅니다. 그는 유튜브『내과의사 사이먼』을 운영하고 있습니다. 김덕수 박사, 저에게 기능의학을 알려준 스승이자 신앙과 성품 학문영역에서까지 깊은 경지에 이른 존경하는 친구입니다. 오기창 원장과 함께 이 책의 원고를 읽어주었고, 조언은 물론 일부 수정도 해주었습니다. 그는 유튜브『닥터덕』을 운영합니다.

문정식 목사, 신창옥 목사, 안상혁 교수, 한병수 교수 등 여러 목사님들과 교수님들은 영적인 가르침으로 영원을 바라보게 해주셨습니다. 저는 이분들의 설교와 강의, 저서를 늘 가까이 놓고 접합니다. 홍수진 선생님은 우리나라 기능의학의 대가이시고 기능의학자들의 선생이십니다. 『암을 굶기는 치료법』, 『암은 대사질환이다』 등의 책과 강의를 통하여 유익을 주셨는데 저는 매년 반복하여 이 책들과 그분의 강의를 공부합니다. 이덕희 교수님은 책 『호메시스』와 강의를 통하여 새로운 눈을 뜨게 해주셨습니다. POPs에 대하여도 눈뜨게 해주셨습니다. 김경철 박사님께는 『유전체 다가온 미래 의학』, 『인생 오후의 처방전』 등의 책과 강의를 통하여 가르침을 얻었습니다. 이계호 교수님께는 『인간은 흙집이다』라는 강연을 통하여 인체에 대한 큰 인식을 얻었습니다. 이분들 외에도 제가 만날 기회가 없을 외국의 의사 선생님들, 과학자들 그리고 귀한 논문들과 책, 강연, 유튜브 등에서도 많은 가르침을 받았습니다. 사실, 이 책에서 다룬 내용들은 저의 창작물이라기보다는, 귀한 분들의 가르침과 통찰과 연구의 결과물을 잠시 빌려온 것임을 고백합니다.

저의 친구 김덕수 원장은 그의 유튜브 방송 "닥터덕"을 마치면서 늘 이렇게 끝말을 합니다. "온 국민이 건강해지는 날까지 닥터덕은 여러분과 함께 합니다." 사실은 저도 그 마음입니다. 최소한, 저를 찾아오는 모든 환자가 건강해지는 날까지 그들과 함께하고 싶습니다. 이 책에 담은 저의 적은 지식과 경험이 가능하면 여러 곳에서 더 많은 분들에게 유익이 되기를 바랄 뿐입니다.

2021. 10. 25.
진료실에서, 최진석 원장

1

사람의 외모는 화장이나 성형수술로만 변하는 것은
아닙니다.

외모의 변화
기능의학적 관찰

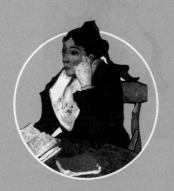

1. 마담 지누에게 일어난 일

마담 지누의 이야기를 해보려고 합니다. 마담 지누는 고흐와 고갱의 그림 모델이 되었던 여인인데요, 마담 지누의 그림들을 잘 살펴보면 몇 가지 변화를 관찰할 수 있습니다.

먼저 고흐가 그린 마담 지누의 모습입니다.

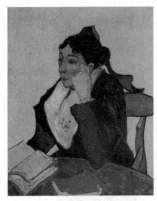

그림 1-1 고흐가 그린 마담 지누

지적이고 단정한 모습으로 책을 읽고 있는 마담 지누의 모습을 볼 수 있습니다. 생기 있는 얼굴 빛에 온화한 표정을 하고 있네요.

현대인을 위한 기능의학 건강관리 실용편

다음은 고갱이 그린 마담 지누의 모습입니다.

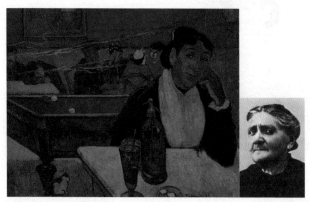

그림 1-2 고갱이 그린 마담 지누

머리 모양과 옷이 같은 것으로 보아 분명 같은 여인인데요. 고갱의 그림 속에서 마담 지누는 고흐의 그림과 분명히 다른 분위기를 가지고 있습니다. 옷이 낡아서 수 놓은 부분이 사라졌고, 붉고 아름다웠던 피부 톤은 어두워졌네요. 탄력 있던 얼굴은 콜라겐 부족으로 피부가 처진 듯하고, 혈액순환이 좋지 않은지 손의 피부 톤이 균일 하지 않습니다.

또 다른 고흐의 그림입니다.

28쪽 그림에서는 마담 지누가 더 할머니가 된 듯한 모습이네요. 손은 관절염 때문에 울퉁불퉁 해지고, 광대뼈가 드러났으며, 눈 주변이 처지고, 피부가 창백해진 모습을 볼

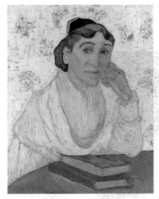

그림 1-3 고흐가 그린 노년의 마담 지누

수 있습니다.

왜 이렇게 되었을까요?

시간이 지나고, 몸이 노화하면서 에스트로겐이 부족해진 것입니다. 환경과 먹거리의 문제도 있겠지요. 아가서에는 아름답고 사랑스러운 여인의 모습이 잘 묘사되어 있습니다. 반면 전도서에는 병들고 연약해진 육신을 표현하고 있는데요. 아가서에 묘사된 술람미 여인 역시 세월의 풍파를 이기지 못하고 마담 지누처럼 젊은 날의 생기를 잃어갔을 듯합니다.

 [기사] **고흐와 고갱, 그녀를 향한 서로 다른 시선** (서울경제 /이수진 기자)

현대인을 위한 기능의학 건강관리 실용편

2. 술람미 여인의 아름다움

저는 아가서에 관심이 많습니다. 더 정확히 말하면 아가서를 감정적으로 매우 좋아합니다. 제가 인생을 살아가는데 결정적인 도움을 받았기 때문입니다. 대학 청년부 시절, 눈에 띄는 자매가 있었습니다. 긴 생머리에 밝은 표정, 아름다운 목소리로 찬양을 하는 모습이 무척 아름다워 보였습니다. 섣불리 다가가지 못하고 수년간 자매를 지켜보다 의대를 졸업하고, 경제적으로 자립이 되자, 그 자매에게 데이트 신청을 했습니다. 하지만 저 말고도 여러 형제들이 자매의 마음을 얻기 위해 노력하더군요. 그 중 한 신실한 형제가 잠언을 필사해서 그 자매에게 선물했다는 것을 알게 되었습니다. 그 사실을 알게 된 저는 아가서의 술람미 여인을 떠올리며 아가서의 일부를 적어 자매에게 편지하였습니다.

나의 사랑하는 자가 내게 말하여 이르기를 나의 사랑, 내 어여쁜 자야 일어나서 함께 가자 겨울도 지나고 비도 그쳤고 지면에는 꽃이 피고 새가 노래할 때가 이르렀는데 비둘기의 소리가 우리 땅에 들리는구나 무화과나무에는 푸른 열매가 익었고 포도나무는 꽃을 피워 향기를 토하는구나 나의 사랑, 나의 어여쁜 자야 일어나서 함께 가자 바위 틈 낭떠러지 은밀한 곳에 있는 나의 비둘기야 내가 네 얼굴을 보게 하라 네 소리를 듣게 하라 네 소리는 부드럽고 네 얼굴은 아름답구나

(아가서 2장 10~14절)

실제로 그때 내 눈에 비친 그 자매는 솔로몬이 극찬한 술람미 여인과 같이 아름다웠습니다.

귀한 자의 딸아 신을 신은 네 발이 어찌 그리 아름다운가 네 넓적다리는 둥글어서 숙련공의 손이 만든 구슬 꿰미 같구나 배꼽은 섞은 포도주를 가득히 부은 둥근 잔 같고 허리는 백합화로 두른 밀단 같구나. 두 유방은 암사슴의 쌍태 새끼 같고 목은 상아 망대 같구나. 눈은 헤스본 바드랍빔 문 곁에 잇는 연못 같고 코는 다메섹을 향한 레바논 마대 같구나. 머리는 갈멜산 같고 드리운 머리털은 자주 빛이 있으니 왕이 그 머리카락에 매이었구나. 사랑아 네가 어찌 그리 아름다운지, 어찌 그리 화창한지 즐겁게 하는구나. 네 키는 종려나무 같고 네 유방은 그 열매 송이 같구나(아가서 7장 1~9절)

잠언의 뒷부분에는 현숙한 여인에 대한 이야기가 기록되어 있습니다. 잠언을 필사하여 선물한 형제는 자매에게 "현숙한 여인이 되어주세요"라는 마음을 잠언으로 전달했던 것 같습니다. 현숙한 여인을 기대하는 형제에게는 멋지고 감동적일지 모르지만, 현숙한 여인이 되어야 하는 자매에게는 엄청난 부담이 되었을 것입니다. 반면 아가서는 "내가 이렇게 사랑해줄께"라는 솔로몬의 청혼 내용이 담겨있었습니다. 그리고 아가서가 제 마음을 아름답게 대변하고 있다고 생각했습니다. 결국 편지를 받은 자매는 아가서를 선택하였고, 그 자매는 저의 아내가 되어 몇십 년이 지난 지금 여전히 함께 사랑하며 살아가고 있습니다. 저는 그렇게 아가서에 신세를 지면서 결혼생활을 시작한 것입니다. 그 형제와 나의 경쟁은 전도서의 현숙한 여인과 아가서의 술람미 여인의 경쟁이었고, 결국 아가서가 전도서를 이긴 셈이 되었습니다.

아가서를 읽다 보면 술람미 여인은 엄청난 미인이었을 것이 확실합니다. 기능의학 의사로서 이 여인의 외모와 관련하여 한 마디 해보라고 한다면 저는 비타민을 말할 수 있을 것 같습니다. 비타민은 미인을 만들어주는 중요한 영양소입니다. 그렇다면, 술람미 여인은 어떤 비타민 영양소를 많이 가지고 있었을까요? 다음 구절에서 힌트를 얻을 수도 있습니다.

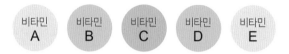

⁵예루살렘 딸들아 내가 비록 검으나 아름다우니 게달의 장막 같을지라도 솔로몬의 휘장과도 같구나 ⁶내가 햇볕에 쬐어서 거무스름할지라도 흘겨보지 말 것은 내 어머니의 아들들이 나에게 노하여 포도원지기로 삼았음이라 나의 포도원을 내가 지키지 못하였구나(아가서1:5-6절)

우리가 좋아하는 신데렐라 이야기는 아가서에 등장한 술람미 여인이 모티브가 되었을지도 모릅니다. 어머니의 아들들이 술람미 여인을 포도원지기를 하도록 시켰기 때문입니다. 그리고, 너무 바빴는지 그녀는 정작 자기 소유의 포도원은 잘 가꿀 수 없었습니다. 술람미 여인은 오빠들의 포도원을 돌보다가 햇빛에 피부가 탔을 것 같습니다. 그래서인지 '내가 비록 검으나' 라고 자신의 피부색을 표현 합니다. 그리고 구릿빛 피부를 가진 것으로 보아 아마도 체내에 비타민D가 가득했을 듯 합니다.

술람미 여인이 태양 빛 아래에서 포도원 일을 열심히 한 것처럼, 햇빛을 받으며 열심히 일하게 되면 비타민D가 많이 흡수되고, 비타민D의 효능으로 피부에 탄력이 생기고 활력이 넘치게 됩니다. 그리고 훗날 유방암이나 골다공증, 치매, 우울증 등이 발생할 확률은 감소합니다. 또한 열심히 태양 아래에서 일하면 밤에 멜라토닌 분비가 많아지면서 깊은 잠을 자게 됩니다. 깊은 잠을 자는 동안 몸 속에서 발생한 산화 물질이 제거됩니다. 그리하여 항산화 상태의 건강한 몸이 만들어집니다.

결론적으로 술람미 여인의 미모의 비결은 비타민D와 멜라토닌일 듯 하네요.

 참조 [도서] **아가서에 반하다** (한병수 저 / 다함 출판)

3. 황혼기에 일어난 일
전도서 12:3-6절의 기능의학적 해석

아가서가 젊음의 아름다움을 묘사했다면, 전도서에서는 노년에 이르러 인생 황혼기를 살아가는 사람의 모습을 생생하고 자세하게 묘사합니다. 전도서는 이 때를 청년의 때와 대조하면서 "곤고한 날"이요, "나는 아무런 낙이 없다"고 토로하는 시절이라고 말합니다(1절).

그런 날에는 집을 지키는 자들이 떨 것이며

힘 있는 자들이 구부러질 것이며

맷돌질 하는 자들이 적으므로 그칠 것이며

창들로 내다 보는 자가 어두워질 것이며

길거리 문들이 닫혀질 것이며

맷돌 소리가 적어질 것이며

새의 소리로 말미암아 일어날 것이며

음악하는 여자들은 다 쇠하여질 것이며

또한 그런 자들은 높은 곳을 두려워할 것이며

현대인을 위한 기능의학 건강관리 실용편

길에서는 놀랄 것이며 살구나무가 꽃이 필 것이며

메뚜기도 짐이 될 것이며

정욕이 그치리니 이는 사람이 자기의 영원한 집으로 돌아가고

조문객들이 거리로 왕래하게 됨이니라. 은 줄이 풀리고 금 그

릇이 깨지고 항아리가 샘 곁에서 깨지고 바퀴가 우물 위에서

깨지고(전 12:3-6)

전도서의 저자가 노년에 이른 인간의 모습을 이렇게 사세하게 묘사하는 의도를 다양하게 해석할 수 있을 것입니다. 저는 신학자도 아니고 성경학자도 아니어서 제가 성경을 해석하는 것은 주제 넘은 일이 될 수도 있습니다. 저는 기능의학 의사로서 전도서가 진술하는 노년에 이르면 사람에게 일어나는 이러한 변화들을 단순히 기능의학적 관점에서 하나하나 해석해보려고 합니다. 그리고 이러한 문제들을 치료하였던 경우들을 저의 유튜브 채널인 "닥터 까막눈"에 올려놓았습니다. 원하시는 분은 그곳에서 참고하시도록 유튜브의 항목들을 함께 제시해드립니다.

1) 떨 것이며

떤다는 말은 손발이 떨림, 머리 떨림 같은 증상을 표현한 말일 듯 합니다. 의학적인 표현으로는 진전, 두전증, 채

머리, 파킨슨 등의 증상을 묘사한 것이겠지요. 닥터 까막눈 유튜브에 채머리 치료 후 호전되셔서 인터뷰하신 환자 분 영상이 올라가 있습니다. 치료 중 반드시 필요한 물질은 글루타치온이라는 물질입니다. 혈액 검사 후 글루타치온이 부족하면 투여합니다.

- 유튜브 "닥터 까막눈" -

"본태성 진전 채머리 머리흔들"

"〈닥터 까막눈의 인터뷰〉 머리가 흔들리는 두전증"

"파킨슨과 기능의학1/2"

"파킨슨과 기능의학 2/2"

"파킨슨인데 딸과 신부 입장할 수 있나요?"

2) 구부러질 것이며

저희 교회에 90도로 굽은 채로 굳은 허리를 가지고 계신 송경선(가명) 권사님이 계셨습니다. 송 권사님은 항상 지팡이를 사용하시면서 느리게 걸어 다니시곤 했는데요. 허리 치료와 복부 근육 강화 치료, 그리고 비타민D 치료를 시행하였고, 지금은 지팡이의 도움 없이 허리를 곧게 펴고 생활하실 수 있게 되었습니다. 이후 교회 앞에서 조그마한 에피

소드가 있었는데요. 허리가 곧게 펴진 송 권사님을 알아보지 못하고, 인사도 없이 지나쳐 가신 집사님들이 꾸중을 듣게 되었습니다. 송 권사님은 프롤로 주사와 함께 골다공증 치료, 비타민D, K2 등의 보충으로 치료에 성공하셨습니다.

- 유튜브 "닥터 까막눈" -

"어머니 굽은 허리 펴드릴게요"

골다공증 이야기

뼈에는 신께서 두 가지 세포를 주셨는데요 하나는 '골아(조골)세포'이고 다른 하나는 '파골세포'입니다. 골아세포는 뼈를 만들어내고, 파골세포는 낡은 뼈를 제거하는 역할을 합니다. 요즘 코로나 때문에 집안에서의 활동량이 늘어서인지 저의 아파트 위, 아래층에서 인테리어 공사를 많이 하더군요. 오랜 시간 공사할 수 없고 2주 정도에 공사를 하는데요. 한쪽에서는 철거를 하고, 다른 쪽에서는 다시 만들고 있더군요. 철거 팀이 망치 등으로 집안 구조물들을 열심히 깨고, 설치 팀은 열심히 벽과 구조물들을 다시 만들고 있습니다. 만약 철거없이 만들기만 한다면 그 집은 쓸모없이 복잡한 구조의 이상한 모양이 될 것입니다. 반대로 골조까지 철거만 하고 만들지 않는다면 우리 아파트는 무너지게 될 것입니다. 골아세포보다 파골세포가 더 많이 활동하면 뼈에 구멍이 송송 뚫리는 골다공증이 됩니다.

20대 초·중반이 되면 대부분 키가 자라는 것도 멈추고 뼈가 두꺼워지는 것도 멈추면서 파골세포와 골아세포가 균형을 이루게 됩니다. 이 시기가 지난 다음부터는 두 세포가 균형을 이루면 1년에 15% 정도가 철거되고, 다시 재건되는데요. 약 7년이면 전부 새로운 뼈로 바뀌는 것입니다. 운동이나 골절 등의 상태에서는 골아세포가 더욱 활동을 늘리기도 합니다. 아이의 뼈가 두꺼워지고 또 자라는 것은 사실 철거보다는 재건과 생성이 더 빠르기 때문입니다. 파골세포가 뼈를 재흡수하는 비율보다 골아세포가 뼈를 생성하는 기능이 더 뛰어난 상태입니다. 이 상태가 어떤 분은 10대에, 어떤 분은 20대 초반에 멈추고 이제는 균형을 이루게 됩니다. 훗날 특정한 상황이 되면 파골세포의 활동이 증가하게 됩니다.

골아세포는 뼈를 만드는데요. 재료가 필요합니다. 대표적인 것이 칼슘입니다. 그래서 일반인들이 칼슘을 먹어서 뼈를 튼튼하게 하려고 칼슘제를 복용합니다. 그런데요 여기엔 문제가 있습니다. 칼슘은 혼자 움직일 수 없는 장애가 있

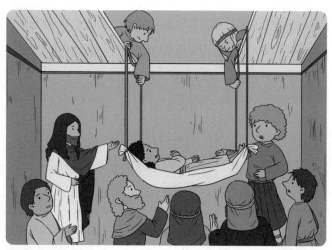

그림 1-4 병자를 옮기는 친구들

기 때문입니다.

성경에 지붕을 뚫고 중병에 든 친구를 예수님께 데려온 이들이 있었던 것처럼 혼자 움직일 수 없는 칼슘을 누군가 골아세포에게까지 옮겨와야 합니다. 그 귀한 친구들은 비타민A, 비타민D, 비타민K2 등입니다. 이들이 없다면 우리가 먹은 칼슘은 장에서 흡수가 되지 않거나 흡수 되었어도 뼈까지 전달되지 못하고 혈관 안에서 오히려 독소로 작용했을지도 모릅니다. 이외에 마그네슘과 아연 등도 필요합니다.

제가 지금보다 무식한 의사일 때는 골다공증 환자들에

게 칼슘만을 처방 했었는데요. 지금은 골다공증 환자들께 칼슘을 이동시켜 줄 친구들을 소개하고 있습니다. 그리고 칼슘제 처방보다는 멸치를 드시라고 권하고 있습니다. 마그네슘 보충을 위해서는 견과류를, 아연 보충을 위해서는 굴이나 돼지 간을 드시라 권하고 있습니다. 또 비타민D를 위하여 햇빛을 쐬며 산책하기를 권하고 있고 K2 보충을 위해서 낫토나 청국장, 된장을 드시는 것도 권하고 있습니다.

파골세포와 골아세포의 균형이 무너지면 파골세포의 활동이 늘어서 뼈가 소실되고, 골다공증이 진행되다가 심해지면 작은 충격에도 골절이 됩니다. 대퇴골 골절 등으로 생명이 위험해지기도 하죠. 저는 시골에서 근무를 하다 보니 골다공증이 진행되어 척추 뼈의 압박 골절까지 이어지는 경우를 너무나 흔하게 만나는데요. 많은 골다공증 환자들을 만나고 이에 대한 생각을 하다가 갑자기 치매가 생각났습니다. 골다공증과 치매가 같은 원리라니, 조금 이상하게 들릴 수 있겠지만, 저의 생각은 그렇습니다.

3) 맷돌질하는 자들이 적으므로

맷돌질을 하는 사람들이 적어졌다는 말은 치아가 부실해져서 음식을 저작하지 못한다는 말일 듯합니다. 치아가

약해져 딱딱한 음식을 못 먹게 되는 모습을 묘사한 것이겠
지요. 그래서 평소 치아 건강 관리와 잇몸 관리가 필요하기
때문에 주기적인 치과 치료와 스케일링 등 치과적 관리가
필요합니다. 또한 비타민A와 비타민D, K2, 칼슘 등이 치아
건강과 뼈 건강에 도움이 됩니다.

꼭꼭 씹어서 드세요

저는 어려서 응급실에서 많이 근무하였습니다. 응급실
에서 근무를 하다 보면 밤을 새워야 하는 경우가 많아서 야
식을 자주 먹게 되었는데요. 짜장면이나 짬뽕 등 면 요리는
배달시키지 않았습니다. 응급실의 특성상 한 젓가락 떠서
입에 넣으려고 하면 앰뷸런스가 도착해 젓가락을 내려 놓아
야 하기 때문입니다. 그래서 매번 불어터진 면을 먹어야 하
니, 대부분 짜장밥이나 볶음밥 같은 밥 요리를 주문합니다.
식은 밥을 먹는 것은 그렇게 중대한 문제라고 말할 수 없지
만, 한 가지 큰 문제는 밥을 너무 빨리 먹게 된다는 것이었습
니다. 언제 울릴지 모르는 앰뷸런스 사이렌 소리에 쫓기며
밥을 몇 분 안에 마시듯 먹고 나가야 하기 때문입니다.

밥을 빨리 먹는 것은 오랜 시간에 거쳐 습관이 되었고,
지금도 대기실에 밀려있는 환자분들을 진료하다 보면 12시

점심시간을 넘겨 버릴 때가 많습니다. 허겁지겁 먹게 되니 꼭꼭 씹어먹을 시간이 없습니다. 젊어서는 위장이 견뎌 주지만, 50대 중반이 된 지금은 위장이 힘들어하는 것이 느껴집니다. 그래서 저는 밥을 꼭꼭 씹어 먹기 시작했습니다. 너무 바쁠 때는 생각할 겨를이 없기도 하지만, 대부분은 밥을 꼭꼭 씹어 먹으려 노력합니다.

꼭꼭 씹어 드시면 :

① 타액의 분비가 늘어납니다. 그리고 충분한 양의 타액은 소화를 돕습니다. 음식물을 잘 저작하지 않고 위로 보내면 위장에서 부담이 늘어나겠지요.

② 꼭꼭 씹으면 충분한 타액으로 음식물 속에 있는 발암물질의 작용을 줄여줍니다.

③ 위에서는 음식물을 받아들일 준비를 하게 됩니다. 체하거나 소화불량의 가능성이 줄어들게 됩니다.

④ 꼭꼭 씹으면 얼굴 근육 운동을 늘려 뇌에 산소를 공급하는 효과도 약간 있습니다.

⑤ 꼭꼭 씹으면 뇌 신경을 자극하여 치매와 건망증, 뇌 안개 등의 증상을 줄여줍니다.

⑥ 꼭꼭 씹으면 분비된 침에 아밀라제와 같은 소화효소가 있어서 음식물과 함께 들어온 유해균들을 죽일 수

있습니다. 유해균들이 줄면, 상대적으로 유익균이 많아져서 장내 미생물의 균형에 유리하게 됩니다.

⑦ 꼭꼭 씹으면 음식을 먹는 시간이 길어지기 때문에 폭식과 과식을 줄여주기도 합니다. 저의 졸저 '기능의학 건강관리 20주제'에서도 소식이 건강과 장수의 요인이라 표현하였습니다.

꼭꼭 씹어 드세요 가능하시다면 30회 정도를 목표로 하시는 것을 권합니다. 꼭꼭 씹으면 쌀에서도 단맛이 나옵니다.

- 유튜브 "닥터 까막눈" -

"꼭꼭 씹어서 드세요"

4) 창들로 내다보는 자가 어두워질 것이며

창들로 내다보는 자가 어두워진다는 것은 시력이 떨어진다는 의미를 뜻할 듯합니다. 기능의학 항산화 치료를 하여 비문증이나 황반변성 등이 좋아져서 인터뷰하고 닥터 까막눈 유튜브에 올려둔 영상이 있습니다. 치료에 주로 사용되는 물질은 오메가3와 코큐텐 등이고, 섭취를 권장하는 식품으로는 들깨, 들기름, 최상품 올리브유 등이 있습니다.

5) 맷돌소리가 적어질 것이며

맷돌소리가 적어진다는 것은 청력이 감소한다는 의미일 듯 합니다. 내과 친구의 어머니께서 치매와 난청이셨는데요. 킬레이션 치료와 비타민C 치료, 그 외 항산화제 치료를 하였습니다. 훗날 친구 어머니께서는 "이젠 잘 들리니 소리치지 마라"고 하시더군요.

6) 새의 소리로 말미암아 일어날 것이며

작은 소리에도 쉽게 잠이 깨거나, 쉽게 잠들지 못하는

불면을 말하고 있는 것일지도 모르겠습니다. 기능의학을 공부한 저는 불면이나 수면 유지가 되지 않는 환자분들께 '멜라토닌'과 '트립토판'을 권하고 있습니다. 저와 저의 가족들도 가끔 복용하고 있습니다.

- 유튜브 "닥터 까막눈" -

"#10 의사가 암환자에게 멜라토닌을 선물하는 이유"
"#97 갱년기 증상 불면증 치료"

7) 음악 하는 여자들은 다 쇠하여 질 것이며

성대가 약해져서 목소리의 탄탄한 발성이 어려워지는 상황일 듯합니다. 실력 있는 가수가 세월이 지나고 나이가 들어서 라이브 노래 실력이 아쉬워질 때, 항산화, 항노화 치료를 받으신다면 은퇴가 늦어질 수도 있다는 생각을 해봅니다.

- 유튜브 "닥터 까막눈" -

"건업시 #46 간기능이상+혈액 중금속 치료 (부신치료)"

8) 높은 곳을 두려워 할 것이며

고소공포증이나 불안증, 공황장애 등을 의미할 듯 합니다. 저는 신경정신과 치료와 함께 기능의학 치료인 자율신경계 검사와 그에 맞는 치료를 함께 하시면 좋을 것이라 생각합니다.

- 유튜브 "닥터 까막눈" -

"#3 등면역 (자율신경치료)"
"공황장애 상담후 대학평점이 엄청 올랐어요!"

9) 살구나무가 꽃이 필 것이며

살구나무 꽃은 벚꽃과 아주 비슷하게 생긴 새하얀 꽃입니다. 살구나무가 꽃이 핀다는 것은 아마도 하얗게 변해버린 머리칼을 묘사하는 듯합니다. 저의 친구 가운데 기능의학 대가가 있습니다. 포항에 '닥터딕'이라는 친구입니다. 이 친구는 탈모 치료도 잘하는데요. 이 친구의 경험에 따르면 백발이신 분의 탈모를 치료 했을 때 검은 머리가 나기도 하더군요.

10) 메뚜기도 짐이 될 것이며

작은 메뚜기를 들 힘 조차 없다는 의미일 듯한데요. 사람은 나이가 들수록 기력도 줄고, 힘도 줄고, 정력도 없어지게 됩니다. 그러나 기능의학 의사를 만나 비타민C 치료와 같은 기능 의학적 치료들을 꾸준히 받고, 활력을 되찾는 분들이 많습니다.

- 유튜브 "닥터 까막눈" -

"기능의학이 기력의학?"

11) 조문객, 은 줄이 풀리고, 깨진 금 그릇, 그리고 깨진 항아리

모든 인생에게 확실한 것은 한번 정해진 죽음이겠지요. 그러나 비타민C 치료를 하게 되면 수명 연장이 될 가능성도 있다고 생각합니다. 혹 수명 연장이 불가능하더라도 돌아가시기 직전까지 팔팔하게 여생을 즐기며 행복하게 지내시는 분도 계십니다.

- 유튜브 "닥터 까막눈" -

"비타민씨 암환자를 죽게한다 평안히"

모든 인생에서 확실한 것은 노화와 죽음입니다. 그러나 기능의학도 하나님께서 허락하신 일반 은총의 하나가 분명하기에 기능의학을 잘 활용하셔서, 다시 한번 청년의 때를 만나시고 창조주를 기억하여, 남은 인생 동안 주신 사명을 활력 있게 잘 감당하시면 좋겠습니다. 저는 육신과 영혼 모두 균형 잡힌 삶이 필요하다고 생각합니다.

(저는 신학자가 아니기에 저의 성경 이해가 오류일 가능성은 100%라 생각합니다. 많이 틀렸더라도 양해해주시길 부탁드립니다)

2

왜 우리의 몸은 자꾸만 연약해지는 것일까요?
우리 몸의 씁쓸한 변화를 일으키는 주범은 무엇일까요?

주범 - 오염!

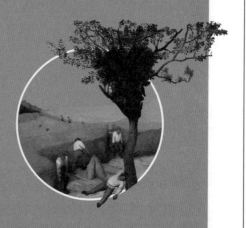

I. 오염된 환경

아빠! 어느 대학에 가는 것이 좋을까요?

6년간 중국에서 유학하며 중고등학교 과정을 마친 딸 아이가 대학 합격 소식을 알려왔습니다. 여러 대학에 합격하여 어느 대학을 갈지 고민하던 아이는 저에게 어떤 대학을 선택하는 것이 더 좋은지 물었습니다. '아빠 어느 대학에 가는 것이 더 좋을까요?' 그 질문을 받을 당시 저는 책 '우리는 어떻게 화학물질에 중독되는가'를 읽고 있었습니다. 그 책의 70페이지에 등장한 내용입니다.

셰영의 평균적인 중국인의 식생활

...

대학교수이자 블로거인 셰영(Xie Yong)은 평균적인 중국인의 식생활을 재구성했다. 아침에는 멜라민이 든 우유 한 사발을 마시고, 황화물로 표백한 작은 찐빵과 허난 성 지방에서 성장 촉진 호르몬을 맞고 자란 돼지로 만든 햄을 먹는다. 그리고 질소 성분이 함유된 적색 합성 색소로 노른자를 물들인 오리 알을 익혀서 유독한 효모로 만든 빵 두 조각과 함께 먹는다. 점심에는 피임약을 먹고 자란 생선, 화합물이 첨가된 숙주, 성장촉진 호르몬이 들어간 토마토, 유독물질이 함유된 생강, 설사 방지제가 들어간 국물요리, 색소로 물들인 유사 쇠고기 제품, 몸에 안좋은 첨가물이 들어간 가공 고기 파이를 사 먹는다. 집에 돌아와서는 콩으로 만든 치즈(품질 나쁜 재료로 만들어진 것)를 곁들여 메탄올이 들어간 술 한 병을 마시고 황화물 처리가 된 작은 빵을 먹는다. 식사를 마친 뒤에는 면화 찌꺼기로 가득 채워진 이불을 덮고 잠을 잔다.

…

중국인은 목이 마르면 플라스틱 가공제가 들어간 맛있는 음료수를 마시기도 하고, 출출할 때는 플라스틱 가공제 가루가 첨가된 칼슘 정제나 분말 우유를 먹기도 한다. (70page 일부)[1]

대학 합격은 기쁜 소식이었지만, 앞으로 중국에서 대학생활을 하면서 이런 오염된 음식을 먹고 살아갈 것을 생각하니 마음이 아팠습니다. 음식도 이런데, 숨 쉬는 공기까지 더 나쁘다면, 명문 대학의 졸업장은 얻을 수 있을지 모르나, 암과 치매와 같은 병도 함께 얻게 될 것 같아 저는 이렇게 답했습니다. "여러 명문 대학을 합격해 주어서 고맙다,

아빠의 답은 대기 오염이 덜 한 곳이다." 아이는 대기가 덜 오염된 지역에 있는 대학을 선택하였습니다. 그러나 대기 문제를 피하더라도 음식에 대한 문제는 여전히 남아있습니다. 시간이 지나 둘째 역시 같은 질문을 하였고, 저는 더 강력하게 공해가 덜 한 도시의 대학 진학을 권하였습니다. 공해가 더 심해졌기 때문입니다.

중국에 비교하면 아직 우리나라의 오염 상태는 덜하지만, 국민들이 먹거리에 관심을 두지 않는다면, 저와 같은 기능의학 의사가 침묵한다면, 그리고 닥터 까막눈과 같은 기능의학 의사들의 주장에 구독자 분들이 힘을 실어 주시지 않는다면, 머지않아 셰영(Xie Yong)의 오염된 먹거리가 한국의 평균적인 식생활이 될 가능성이 있습니다.

 참조 [도서] **우리는 어떻게 화학물질에 중독되는가** (로랑슈발리에 저 / 흐름 출판)

2. 오염된 음식

우리가 먹는 음식은 안전할까요?

성경 창세기 2장 7절에는 이런 구절이 있습니다, "여호와 하나님이 땅의 흙으로 사람을 지으시고…". 인체가 무엇으로 만들어졌는가에 대한 주장은 여러 가지가 있습니다. 사람의 뼈는 흙과 구성 성분이 비슷하다는 주장, 우리 몸의 액체 성분이 바다의 성분과 화학적으로 비슷하다는 주장 등 여러 의견들이 있습니다. 하지만 결국 인체는 우리가 살고 있는 환경, 그리고 먹거리와 직접적인 연관이 있다는 것은 분명합니다. 대부분의 의사들은 우리 몸이 공기, 물, 탄수화물, 단백질, 지방, 미네랄, 비타민, 섬유질 등으로 구성되어 있다고 생각하는데요. 먼저 숨 쉬는 공기를 생각해보면, 황사로 인한 대기 오염 등 공기의 질이 무척 나빠졌습니다.

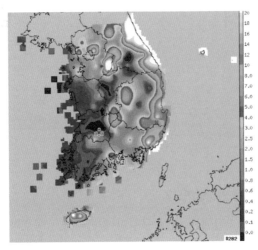

그림 2-1 한국의 대기오염지도 / 출처 기상청

　　삼천리 금수강산이라고 배웠는데요. 요즘은 정수기를
사용하거나 생수를 사서 마셔야 할 만큼 물이 많이 오염되
었습니다. 탄수화물(대표적으로 밀) 역시 유전자 조작과 제초
제, 살충제, 농약 등으로 오염되었고, 단백질과 지방은 오
메가3와 오메가6의 비율이 깨지는 등 역시 오염되었습니
다. 비타민과 미네랄은 토양에 거의 남아있지 않아서 어떤
자료에는 30년 전의 토양과 현재의 토양을 비교했을 때, 현
재의 토양에는 과거의 1/30의 영양분만 남아있다고 주장하
기도 합니다. 우리가 흔히 먹는 과일인 사과, 딸기, 배와 같
은 과일도 당도는 높아졌지만 비타민과 미네랄은 턱없이 부
족하게 되었습니다. 우리 몸을 만드는 재료인 환경과 흙이

오염되면서 인체를 구성하는 모든 성분들이 총체적인 난국에 빠지게 된 것이죠.

하나님께서 사람을 흙으로 지으셨습니다. 흙을 통하여 생명이 자라고 유지하게끔 하셨습니다. 가끔은 이런 생각을 해봅니다. 전자 제품처럼 전기만 먹고 살게 하셨으면 더 좋았을 것을… 혹은 공기만 마시고도 생명이 유지되거나, 물만 마시고도 생명이 유지된다면 좋았을텐데… 그러나 창조주께서 그렇게 만들지 않았습니다. 먼저는 태양 빛을 쏘이게 하시고, 태양 빛을 받은 식물이 물과 흙에서 양분을 흡수하며 광합성을 하여 열매, 잎, 줄기, 뿌리 등을 생산하여 우리가 그 식물을 먹고 살게 하였습니다. 노아 홍수 이후에는 이 식물을 먹고 사는 동물들도 인간의 먹거리로 허락하셨습니다. 그래서 지금은 태양, 공기, 물, 흙 속의 미네랄, 흙으로 부터 자라난 식물의 탄수화물, 비타민, 미네랄, 그 식물을 먹으며 자란 동물의 단백질, 지방 등을 섭취하여 우리의 육체를 구성하고 유지합니다. 결국 흙을 비롯한 자연 환경의 영향을 받으며 육체가 존재합니다.

선악과를 따 먹으므로 인간이 타락한 후 흙과 식물이 오염되었고, 이에 따라서 동물과 물과 공기와 미네랄, 비타민

까지 연이어 손상되었습니다. 육체를 이루는 모든 요소가
총체적으로 고장나게 되었습니다.

 참조 [강의] **사람은 흙으로 지은 집이다** (이계호 교수)

3. 오염된 먹거리들

저는 대량 생산된 밀, 밀가루, 우유, 유제품, 달걀을 섭취하는 것을 부정적으로 보는 입장입니다. 이유가 있습니다.

한 목사님이 찾아오셨습니다. 극심한 피로, 당 내성장애, 고혈압, 대사장애, 고지혈증, 낮은 HDL, 극히 높은 중성지방, 백내장, 녹내장, 역류성식도염, 소화장애, 과민성 대장염, 건망증, 중금속도 검출되었습니다. POPs(잔류성유기오염물질)[2]가 높아지고, 이대로 진행하면 경도 인지장애도 의심될 듯하였고, 해당되는 병을 나열해보니 끝이 보이질 않았습니다.

저는 목사님께 밀, 밀가루, 우유, 유제품, 달걀을 그만 드셔야 한다고 말씀드렸습니다. 받아드리기 힘들어 하시더군요. 이런 반응이 당연하기는 합니다. 수십년 동안 매일같이 드시던 것을 일개 의사가 갑작스럽게 금지 했으니까요.

그리고 목사님의 의견은 나름 성경적입니다. 신명기 8장 8절 "밀과 보리의 소산지요 포도와 무화과와 석류와 감람나무와 꿀의 소산지라." 이 말씀으로 밀은 하나님께서 허락하신 귀한 먹거리라고 하셨습니다. 무교병 이야기도 하셨구요.

저의 답은 이것이었습니다.

"모세나 다윗 왕국의 시대에 재배하고 요리해 먹던 밀과 우리가 현재 먹고 있는 밀은 너무나 다릅니다. 20세기 중반까지는 마차나 달구지로 시골길을 달리면 가을에 황금 물결을 이루며 바람에 아름답게 흔들리는 1.2미터 높이의 밀을 볼 수 있었겠지요.

그러나 약 60년 전부터 환경은 끝도 없이 무질서해졌습니다. 교잡법과 이후 등장한 유전자조작, 그리고 추가된 제초제 살충제 농약 등으로 오염되었고, 이제 우리가 먹는 밀은 GMO 난장이 밀이 대부분입니다. 더구나 그 밀을 수입해오면서 품질 보존을 위해 추가된 갖가지 약품들도 있으니, 현재 우리나라에서 밀로 만든 빵, 자장, 라면, 피자, 파스타는 모세 시대나 다윗 시대의 밀 특히 무교병과는 너무나 다릅니다. 제가 금지하라고 한 밀은 창조주께서 만들어주신 아름다운 밀이 아닌, 인간의 탐심으로 억지 생산한 '오

현대인을 위한 기능의학 건강관리 실용편

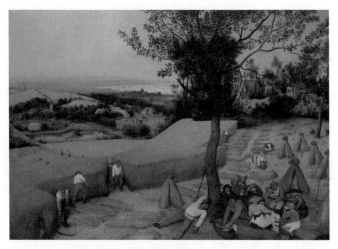

그림 2-2 Pieter Bruegel, 1565 – The Harvesters

염'이라 생각합니다."

　제가 이렇게 답할 수 있었던 것은 예전에『밀가루 똥배』(윌리엄 데이비스지음 인윤희 옮김)라는 책과『플랜트 페러독스』,『그레인 브레인』,『죽음의 식탁』등 여러 관련 책들을 읽고 저 역시 밀, 유제품, 달걀 등을 일정 기간 먹지 않고 생활했던 적이 있었기 때문입니다.

　이런 음식들을 배제하고 식탁 앞에 앉은 후로 제 몸 상태 변화는 어떠했을까요? 몸은 아주 확실한 변화를 보여주었습니다. 먼저 위장이 편해졌고, 중성지방은 낮아졌으며,

피로를 느끼는 정도도 확연히 줄었음을 느낄 수 있었습니다. 환자들의 혈액검사 결과들이 잘 기억나 진료가 수월하기도 했고, 활력도 높아졌습니다.

하지만 밀과 유제품, 달걀은 우리 식탁에 너무나도 친숙한 재료들입니다. 과연 이런 식재료 없이도 맛좋은 식탁에 앉을 수 있을까요? 충분합니다. 올리브오일이 듬뿍 들어간 감바스, 긴 시간 푹 익혀낸 닭 백숙과 돼지보쌈, 맛도 좋은 소고기 샤브샤브, 든든하지만 뱃살에 부담이 없는 두부 샐러드 … 저는 충분히 맛잇는 식탁을 즐기며 몸에 기분 좋은 변화를 만들어 낼 수 있었습니다.

밀가루 대신 현미! 현미 식이에 꼭 챙겨 먹어야 할 미네랄

현대의 밀과 모세와 다윗 시대의 밀은 같지 않습니다. 그렇다고 매일매일의 식탁에 밀가루가 금지된다면, 우리는 좋아하는 많은 음식을 즐길 수 없게 됩니다. 그래서 우리는 밀가루를 대체할만한 식재료를 찾아야 하는데요. 건강을 지키려는 많은 분들이 밀가루에 대한 대안으로 현미를 먹습니다. 저 역시 환자들에게 밀가루 대신 현미로 대체할 것을 권하는데요. 현미를 권하는 이유는 이렇습니다.

1) 흰 쌀밥보다 혈당의 상승이 급격하지 않고 덜하기 때문에 당뇨와 비만에 유리합니다

2) 섬유질이 함께 있어서 변비 문제가 해결되기도 합니다.

3) 오염된 자연환경의 영향으로 몸속에 들어온 잔류유기용제(POPs)를 배출시키기도 합니다

4) 장 속에 있는 유익균들이 좋아합니다.

5) 식감이 비교적 거친 현미는 오래 씹게 되고, 이는 치매의 위험도를 감소시킵니다.

하지만 현미 식이에도 몇가지 소소한 약점들이 있습니다.

1) 생각보다 먹기가 쉽지 않습니다. 그래서 백미에서 현미로 식이 습관을 바꿔갈 때, 백미와 현미의 비율을 적당히 섞어 적응하는 과정이 필요하다고 말씀드리고 있습니다.

2) 쌀 껍질 주위에 중금속 카드뮴이 있을 수도 있습니다. 카드뮴은 주기율표에서 아연과 같은 줄에 위치하기 때문에 서로 경쟁적으로 작용합니다. 현미에 묻어 있는 카드뮴을 먹게 되면, 체내 이로운 물질인 아연이 배출되게 됩니다.

3) 마그네슘, 크롬, 아연 등의 미네랄 흡수가 조금 감소합니다.

이처럼 현미 식이에는 여러 장점과 단점이 있지만, 장점과 단점을 비교해 보았을 때 장점이 압도적이기 때문에 현미 식이를 권하고 있습니다. 현미 식이의 가장 큰 단점인 아연 문제는 현미 식이와 함께 **아연**을 추가적으로 드시는 방법으로 해결할 수 있습니다. 아연은 굴이나 돼지 간에 많이 함유되어 있는데요. 순대를 드실 때나 국밥을 드실 때 간을 챙겨 드시는 것도 좋은 방법이 될 것 같습니다.

 참조
[도서] **밀가루 똥배** (윌리엄 데이비스 저 / 에코리브르 출판)
[도서] **한국의 GMO 재앙을 보고 통곡한다** (오로지 저 /명지사 출판)

현대인을 위한 기능의학 건강관리 실용편

4. 중금속 이야기

오염된 토양이 만들어낸 또 하나의 문제는 먹거리에 들어있는 중금속입니다. 은행나무가 오염된 토양에서 자라면 그 열매인 은행 안에 중금속이 축적되는데요. 실제로 해외에서 수입해온 은행에서 납이 검출된 적이 있습니다. 그 나라 토양이 납으로 오염되어 있었겠지요. 이렇게 오염된 토양에서 자란 농산물에서 검출되는 중금속의 대표를 뽑자면, 비소, 수은, 납, 알루미늄, 카드뮴 등 입니다.

1) 비소

비소가 생소하신 분들도 계실텐데요. 사극 드라마에는 사약을 먹는 장면이 종종 등장합니다. 사약은 왕이 독약을 보내 자살하게 하는 사형 방법에 사용되었습니다. 이때 사용된 독약의 종류에는 중국에서 흔히 사용하는 짐독(鴆毒)이 있었으나 실제로는 비소(砒素)를 사용한 경우가 많았다고 알려져 있습니다. 또한 비소는 제1차 세계대전 당시 독가스의 성분이기도 했는데요. 실제로 저를 찾아오는 환자들의 혈액 검사에서 비소가 종종 검출되는 것을 볼 수 있습니다.

비소는 물, 식품, 공기 등의 접촉을 통해 우리 몸속에 들어오고, 림프계와 조혈계에 악영향을 줍니다. 당뇨, 심장병, 심혈관계, 호흡곤란, 신경 이상, 우울증 등의 증상과도 관계합니다. 저는 아내가 좋아하는 커피나 저와 제 딸들이 즐겨 마시는 황차, 온 가족이 사용하는 정수기 물 등에 비소가 검출되지는 않는지 종종 검사하고 있습니다. 체내에 비소가 많이 검출된 환자분들의 경우를 보면 주로 마시는 우물물에서 비소가 나온 경우도 있고, 오염된 곳에서 자란 미나리나, 오염된 한약재가 들어간 백숙으로 비소 검출 수치가 높게 올라간 경우도 보았습니다. 수입한 사과주스에서 비소가 나온 경우도 있습니다. 비소는 1급 발암물질입니다.

저와는 다른 종교계의 지위 높으신 분을 진료한 적이 있었는데요. 비소가 너무 높게 나와 일본이나 독일의 병원을 권유하기도 하였습니다. 임상현장에서는 대부분의 검사결과에 측정되는 비소의 양이 규정보다 조금 높게 나오는 정도인데요. 저는 농약 속의 비소 성분에 노출 되었을 것이라 추정합니다.

제 아내는 건강한 식탁을 위해 식재료 준비에 더더욱 신경을 쓰는데요. 우리가 주로 먹는 식재료에 묻어있을 농약(비소)를 제거하여 비소를 피합니다. 그 방법은 이렇습니다.

쌀의 농약 제거하기
- 쌀을 충분히 여러 시간 물에 불리시면 됩니다.
- 밥을 하실 때 불린 물을 가능한 많이 버리시면 됩니다.
- 많이 행궈 내시길 권합니다.

채소의 농약 제거하기
물에 담궈 두었다가 흐르는 물에 잘 씻어내면 좋겠습니다.

닭고기의 비소 피하기
닭고기에도 비소가 들어있을 수 있어서 아내는 건강하고 바른 철학을 가지고 생산된 닭과 달걀을 구해 식재료로 사용합니다.

저는 병원에서 혈액검사로 비소 수치를 확인하고 있습니다. 검사 비용이 몇만 원 하니 조금은 부담스럽기는 하지만, 중금속 등을 검사할 때 함께 검사합니다. 체내에 농약이 조금씩 누적되어 쌓였을 것이 걱정되거나, 주류의학에서도 피로의 원인을 찾지 못했다면, 가까운 기능의학 병의원에서 검사해보실 것을 권해드립니다. 킬레이션 치료나 셀레늄, 마늘 등의 섭취가 체내에 축적된 비소를 제거하는데 도움이 될 것이라고 생각합니다.

- 유튜브 "내과의사 사이먼" -

"미네랄과 중금속(3) 비소(As)"

2) 수은

진시황은 갖가지 방법을 동원해 영생하기 위해 애를 쓴 것으로 알려져 있습니다. 그의 죽음에 수많은 가설들이 있지만, 수은과 옥으로 만들어진 가루를 먹고 수은중독으로 죽었을 거라는 가설이 가장 눈에 띄었습니다. 실제로 진시황릉 내부에서 수은이 많이 검출되었다고 합니다. 진시황릉을 조사하는 고고학자들의 수은중독이 걱정되기도 하네요.

지리적으로 한국은 중국과 일본 사이에 위치합니다. 그리고 중국과 일본에서 건너온 수은의 양이 많아 가운데 낀 한국의 서해와 남해 등이 수은에 많이 오염되어 있습니다. 그러므로 우리는 수은중독에 유의할 필요가 있습니다. 수은에 노출되면 이상한 나라 엘리스에 등장하는 모자 장수처럼 될지도 모릅니다. 보존 처리된 가죽으로 펠트 모자를 만들거나 털가죽을 다루던 노동자들이 수은에 노출되어 불안증, 신경과민증, 정신 불안, 떨림 등등의 증상이 나타난 사례도 있습니다. 일부 독감 백신 등에도 수은이 함유되어 있고. 석탄을 태우는 화력 발전소에서 수은이 나오기도 하는데요. 저의 근무지 옆에 화력 발전소가 있어서 환자분의 주소지가 그 근처이면 수은 검사를 하고 있습니다. 치과에서 사용하는 아말감에도 수은이 있고, 실제로 제 환자분들 중 지금까지 제일 수은이 높았던 환자는 매일 같이 아말감을 다루던 치과 선생님이었습니다. 아말감 치아가 많은 산모에게서 태어난 아이는 자폐증상이 있을 가능성이 높은데요. 아말감 치아가 있는 분이 모바일 폰을 가까이하면 수은이 더 많이 나온다는 주장도 있습니다.[3]

많은 사람들이 사랑하는 음식인 참치와 같은 대형 어류에서도 수은이 다량 검출됩니다. 맛있고 비싼 부위와 참치 눈에도 수은이 많이 있을 듯합니다. 그래서 저는 임산부가 참치를 자주 섭취하는 것은 매우 위험하다고 생각합니다. 초밥 중에 김으로 허리를 두른 초밥이 있습니다. 아마도 물고기의 수은을 김이 일부 배출시킬 것으로 생각이 됩니다.

또한 액상 과당에도 생산 과정에 수은이 들어갈 가능성이 있습니다. 저희 가족이 액상 과당이 들어있는 탄산음료를 먹지 않는 이유 중 하나입니다.

증기화 된 수은은 바로 뇌로 달려가 문제를 일으키기도 하고, 신장에도 문제를 일으킵니다. 갑작스러운 분노 조절 장애로 내원하신 환자분이 체내 수은을 제거하는 치료를 통해 예전 온화한 성품을 되찾기도 하였습니다. 수은은 땀과 소변을 통해 몸 밖으로 배출되기도 합니다. 수은을 제거하는데 도움이 되는 음식으로는 신선한 딸기나 식이섬유, 활성탄, 황, 셀레늄, 시스테인, 메티오닌, 타우린(박카스 좋아요), 글루타치온, 토복령, DMPS, DMSA 등의 성분이 도움이 될 것이라 생각합니다.

수은은 가장 제거하기 어려운 중금속입니다. 수은으로부터 안전하게 내 몸을 지키는 것은 아주 중요합니다.

- 유튜브 "닥터덕" -

"중금속 #4: 수은중독 (Mercury poisoning):
중금속 검사 (기능의학, 영양의학, 예방의학)"

- 유튜브 "내과의사 사이먼" -

"중금속과 미네랄4 수은(Hg)",

"중금속과 미네랄5 수은(Hg)- 사례, 예방, 치료"

 참조　[도서] **음식의 역습** (P 109, No.133)

중금속 중독

다음 중 수은의 영향으로 건강이 악화되었을 것으로 의심되는 인물을 모두 고르세요.

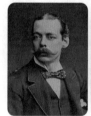 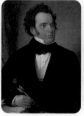 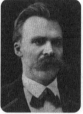 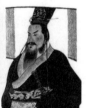

랜돌프 처칠　　　프란츠 슈베르트　　　프리드리히 니체　　　진시황

중금속 수치 검사(혈액, 모발 검사) 결과들을 보면 수은이 많이 발견됩니다. 우리가 수은에 노출되는 경로는 치과 아말감 치료, 석탄 화력 발전소에서 나오는 오염된 공기, 참치나 왕 고등어 같이 크기가 큰 어류, 살충제나 제초제에 혼합된 수은, 치메로살이 포함된 일부 백신, 해조류와 해산

물, 어렸을 때 많이 쓰였던 일명 '빨간 약(머큐로크롬)', 주스에 들어있는 과당 시럽 등이 있습니다. 정말 많은데요.

수은에 많이 노출되어 '수은중독'이었을 것으로 추정하는 유명 인물로는 처칠 수상의 아버지인 랜돌프 처칠, 아름다운 음악을 남긴 프란츠 슈베르트, 철학자 프리드리히 니체 등등이 있습니다. 특히 처칠은 죽기 전 말이 어눌해지고 균형감각이 소실되며, 어지럽고 두근거리는 증세와, 팔다리의 저림증, 간헐적인 이상감각, 다혈질 성격이 두드러진 것을 보아 수은중독을 의심하게 합니다. 중국의 첫 황제인 진시황도 기원전 210년 경 수은을 마신 이후 사망에 이르렀을 것으로 추정합니다.

수은 말고도 많은 사람들이 갖가지 중금속에 노출되어 생명을 잃게 되었던 것 같습니다. 정복자 나폴레옹은 죽은 후 몸속에서 많은 양의 비소가 검출되어 자살한 것이 아니냐는 논쟁이 일기도 했고, 베토벤은 평생 복부 경련과 변비, 설사, 통풍에 시달렸다고 하니, 납 중독의 증상이었을 것으로 예상합니다.

현대인들 역시 중금속에 노출되는 것에서 자유로울 수

없습니다. 나도 모르는 사이에 중금속에 중독되어 갈수도 있죠. 특히 지리적으로 중국과 일본 사이에 위치한 한국에서 살고 있다면, 더더욱 자유롭지 못할 듯합니다. 중금속 중독이 의심된다면, 알파리포익산과 셀레늄, 오메가3, 비타민C, 아연, DMPS, DMSA를 섭취하시거나, 꾸준히 많은 양의 땀을 흘려 노폐물을 밖으로 배출하여 체내 중금속을 제거하세요.

ADHD

주의력결핍 과잉행동장애(ADHD)는 중금속에 노출된 아이들에게서 보이는 여러 증상 중 하나입니다. 그래서 저는 주의력결핍 과잉행동장애를 가진 아이가 오면 수은, 비소, 납 등과 같은 중금속 검사를 하는데요. 부모의 흡연 여부와 엄마에게 아말감 치아가 있는지, 그리고 치메로살free 백신을 접종했는지도 추가로 확인합니다. 아이에게서 중금속이 검출된 경우, 산모가 아이에게 영향을 미치는 부분을 무시할 수 없기 때문입니다. 다음은 산모와 중금속에 관련된 연구 결과 중 일부분입니다.

- 자궁에서 직접, 간접 흡연에 노출된 아이는 혈중 중금속 수치가 2.4배 높아진다.

- 또한 엄마의 혈중 납 수치가 상위 1/3이면, 태아의 혈중 중금속 수치는 2.3배 높아진다.

그렇다면, 두 가지에 모두 해당되는 아이의 경우는 어떨까요? 보통의 아이들보다 혈중 중금속 수치가 8배 더 높습니다. 게다가 엄마가 아말감 치아까지 가지고 있다면, 혈중 중금속 수치는 10배 이상 더 높을 것으로 예상합니다. 아이가 TV와 핸드폰에 많이 노출된 것이 이유라며 아이에게 책임을 넘기기 전에, 아이의 엄마가 어떤 환경에서 임신을 하고, 어떤 환경에서 생활했는지도 돌아보면 좋겠습니다. 중금속과 각종 화학물질, 잔류유기용제를 제거하는 방법으로는 당을 낮추는 식이요법과 유산균이나 유산균이 많이 함유된 음식(된장, 청국장, 낫토), 소화효소, 비타민B군과 비타민C를 섭취하는 방법, 행동 교정치료 등이 있습니다.

3) 벤젠

요즘 셀프 주유소가 많이 생겨나는 추세입니다. 얼마 전저도 셀프 주유소에 가서 주유를 하는데 바람이 불어오자 갑자기 훅~ 덮쳐오는 "기분 나쁜 냄새"를 맡았습니다. 제가 맡은 그 냄새의 많은 부분은 벤젠입니다.

벤젠은 강력한 발암 물질이기도 합니다. 또한 너무나 강력한 신경 독소입니다. 신경 독소라는 말을 쉽게 하면 뇌와 신경에 악한 영향을 주는 독이라는 말인데요. 반복되는 발암물질과 신경 독소의 노출은 당연히 훗날 암과 치매, 건망증, 뇌 안개, 기억력 감소, 불안, 주의집중력장애 등 여러 병을 발생시킬 가능성이 많습니다. 셀프 주유소에서 갑자기 맡은 벤젠 냄새로 인하여 저의 뇌세포가 많이 죽었을 듯합니다. 좀 더 스마트하지 못한 존재가 되었겠지요 ….

지금까지 많은 시간 동안 벤젠 냄새를 맡아 오셨다면, 이젠 벤젠 노출을 최소한으로 하는 것이 좋겠습니다. 매번 주유를 해야 하니 벤젠을 100% 피할 수는 없겠으나 벤젠에 대한 노출을 줄일 수는 있다고 생각합니다. 방법도 너무나 간단합니다. 바람을 확인하시면 됩니다. 요즘 시국에 마스크는 사용 중일 것이니, 손을 펴서 바람이 어디서 오는지 느껴보고 바람을 등지고 주유를 하시면 됩니다. 결과적으로는 주유 호스 좌측에 서거나, 주유 호스 우측에 서거나, 한쪽을 선택하시면 됩니다. 갑자기 바람 방향이 변한다면 숨을 참아야 합니다. 혹시나 오히려 벤젠 냄새가 좋게 느껴지는 분들이 계시다면 기생충 검사를 해보셨는지 여쭤보고 싶네요.

4) 비스페놀

제 딸 아이에게 이런 문제를 낸 적이 있습니다. 여러분도 정답을 맞혀보세요.

"한 여대생이 카페에 들어가 계산을 하고 카드와 영수증을 받았다. 그리고 뜨거운 커피를 테이크아웃 잔에 받아 카페를 나섰다." 여기서 문제가 되는 것은 무엇일까요?

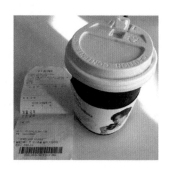

정답은 바로 '테이크아웃'을 한 종이컵과 영수증입니다. 저는 특히 영수증에 대한 문제를 강조하고 싶은데요. 우리가 하루에도 몇 번씩 손에 쥐는 영수증은 비스페놀이라는 물질과 깊은 연관이 있습니다.[4]

비스페놀은 BPA로도 알려져 있습니다. 비스페놀이 체내로 들어오면 독소로 작용한다고 생각할 수 있는데요. 이 녀석은 내분비계 교란물질이어서 남성에게는 테스토스테론 호르몬 대사에 작용하여 발기부전, 정자수 감소, 활력감소, 난임 등 여러 문제를 일으킵니다. 여성에게는 에스트로겐 호르몬의 불균형과 골다공증이 생기고, 유방암, 난소암 등의 가능성이 높아집니다. 비스페놀은 감열 영수증, 플라스틱 물병, 플라스틱 식품 용기, 장난감, 아기 젖꼭지, 커피 컵 뚜껑, 일부 캔의 내부 등 우리가 생활하면서 쉽게 접촉하는 물건들에 함유 되어있습니다.

여름날 차 안에 두었던 생수물을 먹지 않는 이유도 플라스틱 물병에 있을 비스페놀이 뜨거운 열로 물에 녹아 들어가기 때문입니다. 카페에서 뜨거운 음료를 주문 했을때는 휴대용 스테인리스 텀블러를 사용하시거나 미처 텀블러를 챙기지 못했더라면 플라스틱 뚜껑을 사용하지 않는 것이 좋습니다. 그리고 점원에게 영수증은 버려달라고 정중히 부탁 드리는 것이 좋습니다.

이 밖에도 비스페놀이 들어있는 물건들은 수백 가지가 넘습니다. 안타까운 현실이지요. 그래도 한번쯤은 생각하시고 최대한 비스페놀과의 접촉을 피해 보는건 어떨까요?

 참조 [도서] **100년동안의 거짓말** (랜덜 피츠제럴드 저 / 시공사 출판)

5) 납

납은 고대 로마인들의 수도관이나 포도주 방부제, 초 등을 만드는데 사용되었습니다. 나폴레옹의 모발에서 비소와 함께 납이 검출되었다는 기사도 찾아볼 수 있는데요. 현대에 아이에게 납을 먹이려면 시리얼을 먹이라고 주장하시는 분도 계십니다. 납은 신경 독소이기 때문에 치매를 일으킬 가능성이 있고, 심혈관계에 병을 일으키는 주범이기도 합니다. 또한 생식 문제를 일으켜 불임의 원인이 되기도 합니다. 납은 B1, B6, 비타민C, 케르세틴, 알파리포산, 치옥트산, 커큐민 등의 물질과 강황이나 참깨기름 같은 식품의 섭취, 킬레이션 치료 등을 사용하여 제거할 수 있습니다.

중금속이 몸속에 들어오면 산화 반응이 일어나고, 활성산소가 발생하여 인체 노화, 암, 치매 등 각종 질환들을 일으킵니다. 시대가 지날수록 암, 치매, 뇌혈관 질환, 불임 등의 질환이 증가하는 것을 보면, 환경 오염과 중금속 문제가 갖가지 증상들과 무관하다고 할 수 없을 것 같습니다.

중금속은 모발, 소변, 혈액, 골수검사 등 다양한 방법으로 검사할 수 있습니다. 하지만 중금속 치료 중이나 치료 후에는 반드시 혈액검사로 중금속 검사를 하는 것이 좋습니다. 가끔 어떤 특정 물질을 먹으면 소변으로 중금속을 내보내 준다며 판매 되고 있는 것을 보는데요. 그 물질 자체가 중금속인 경우도 있습니다. 그 물질을 먹고 소변검사를 하여 소변에 다량의 중금속이 검출된 듯한 착각을 하게 만드는 경우가 많은데요. 이러한 이유 때문에 저는 환자들께 중금속 검사로 혈액 검사방법을 권해드리고, 저희 병원도 혈액검사 방법을 사용하고 있습니다.

그렇다면, 자연 물질로 체내 중금속을 제거할 수 있을까요? 물론입니다. 고수, 클로렐라, 셀레늄, 아연, 요오드, EDTA, 효모 추출물, 오렌지 껍질, 귤 껍질, 활성탄, 반신욕, 사우나, 미강 등은 체내 중금속 제거에 큰 도움을 주는 물질들로 사용되고 있습니다.

1+1+1=100? (Lethal Dose)

반수 치사량(Lethal Dose 50, LD50) 또는 반수 치사농도(LC50), 반수 치사농도 및 시간(LCt50)는 피실험동물에 실험 대상물질을 투여할 때 피실험동물의 절반이 죽게 되는 양을 말합니다. 니코틴의 경우 LD50= 50mg/kg이며, 아스피린의 경우 LD50= 200mg/kg입니다. 대체로 설치류 시험 동물에게 시험 물질을 한 번씩 투여하고 2주일 동안 사망률을 관찰해 반수 치사량을 계산하는데요. 어떤 물질의 독성을 평가하기 위해서는 LD50을 찾습니다. 생쥐 100마리를 키우다가 50마리가 죽는 치사용량을 LD50이라고 할 수 있겠네요. 즉 LD1은 생쥐 100마리중 1마리가 죽는 용량이 되겠고, LD100은 100마리 모두가 죽는 양이 됩니다.

그렇다면 여기서 문제! 수은과 납과 카드뮴의 치사량을 연구하다 연구가 끝났습니다. 이때 살아남은 생쥐들을 다 죽여 실험을 끝내려고 할 때 사용가능한 방법은 무엇일까요?

① 수은을 LD100을 준다
② 납을 LD100을 준다
③ 카드뮴을 LD100을 준다
④ 수은, 납, 카드뮴을 각각 LD1씩 준다

답은 4번. 수은, 납, 카드뮴을 각각 LD1씩 준다입니다. 용량으로 따지면 1~3번이 훨씬 더 치명적인 것 같지만, 중금속의 원리는 1+1+1=100의 식으로 표현할 수 있을 것 같습니다. 어떤 중금속이든지 한 종류에만 조금 노출되었다면 증상이 없을 수도 있습니다. 그러나 중금속에 노출될 수 있는 허용치에 미치지 못하는 양이더라도 여러 중금속에 노출

현대인을 위한 기능의학 건강관리 실용편

되었다면 위험한 상황에 놓일 수 있죠. 하지만 반대로 100-1-1=1의 식도 가능합니다. 때문에 병의원에서 중금속 제거 치료를 했는데 모든 중금속이 제거되지 않았다고 해서 실망하지 않으셔도 됩니다. 모든 중금속이 완벽하게 제거되지 않았더라도 다른 중금속들이 제거되었다면, 그 분의 위험도는 100-1-1= 1이 되었으니까요.

 참조 [도서] **호메시스** (이덕희 저 / IMD 출판)

5. 지방 — 중금속과 독소를 가두는 감옥

다이옥신과 폴리염화비닐을 포함한 화학물질이 체내로 유입되면 배출되지 않고 그대로 체내에 남게 되는데요. 이 중금속들은 체내 지방과 모유에 축적됩니다. 그래서 제가 생각하는 바른 섭취법은 닭백숙, 돼지 보쌈, 소고기 샤브샤브 같이 지방 속의 중금속 독소를 최소화하는 요리 방법을 통한 섭취입니다. 그리고 이때는 닭죽이나 샤브샤브 국물에 밀가루 반죽을 넣어서 먹는 방식은 피하는 것이 좋습니다. 긴 시간 요리되는 동안 지방 속 오염 물질이 육수에 빠져나왔을 것이기 때문입니다.

기력이 없을 때 장어를 먹어도 될까요?

뇌혈관 질환과 당뇨, 고혈압, 비만, 지방간, 고지혈증으로 저를 찾아오신 환자분이 있었습니다. 수개월 동안 성실히 치료하셨고, 현재 호전 중에 있는데요. 어느 날 환자의 아내 분이 저에게 이런 질문을 하셨습니다.

남편이 너무 피곤해하고 너무 기력이 없어서 장어를 먹이려고
합니다. 도움이 되겠지요? 이 사람 쓰러지기 전에도 장어를 자
주 먹었습니다.

하지만 저는 절대 장어를 권하지 않는다고 말씀드렸는
데요. 남편 분이 쓰러진 이유가 장어 때문일 수도 있기 때문
이었습니다. 환자 분은 술을 드시지 않는 분이셨지만, 처음
내원하셔서 하신 혈액 검사 결과, r-GPT가 무척 높았는데
요. 이 수치가 높은 경우, 알코올 섭취량이 많은 것이 아니
라면, PCB와 같은 환경오염 물질에 많이 노출 되었을 가능
성이 있기 때문입니다. 그리고 이 독소는 지방 친화성이 높
아서 장어 살에 많이 함유되어 있습니다. 소고기, 돼지고
기, 닭고기보다 약 100배 정도 많이 포함되어 있습니다. 지
방이 높은 장어나 삼겹살에도 있겠지요. 이 독소는 몸에 들
어오면 미토콘드리아에서 에너지를 생성하는 것을 방해하
는 물질이기에, 장어를 드시면 오히려 기력이 떨어지고 피
로감이 증가할 가능성이 있습니다. 그래서 저는 환자분께
기력을 보충하시려면 닭 백숙, 소고기 샤브샤브, 돼지 보쌈
같은 요리를 드시는 것이 좋을 것 같다고 말씀드렸습니다.

"원장님도 장어를 안 드시나요?"

아니요, 저는 장어를 먹습니다. r-GPT 수치가 정상의 1/3 이하이기 때문입니다. 그러나 r-GPT 수치가 높은 환자의 경우, 장어는 금기해야 하는 음식입니다.

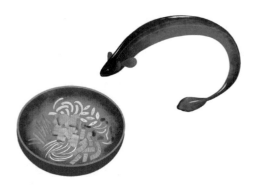

 [도서] **호메시스** (이덕희 저 / IMD 출판)

6. 단백질 - 작용과 반작용

제3세계 아이들은 단백질 섭취 부족으로 죽어가고 있습니다. 많은 과학자들과 의사들이 이 문제를 연구했고, 어떤 교수는 적절한 단백질 공급을 세계 식량문제의 핵심으로 결론 내리기도 했습니다. 동물에서 얻는 단백질로 문제를 해결해보려 했지만, 동물을 키우는데 많은 땅과 비용이 들어서 곤란했고, 생선에서 단백질을 얻는 방식은 해안에서 멀어지면 운반과 보관에 문제가 있었습니다. 그래서 생각해낸 것이 식물성 단백질 땅콩이었습니다. 땅콩은 대부분의 토양에서 잘 자랐고, 땅콩 외에도 자주개자리(알파파) 콩, 완두콩 등에 단백질이 풍부했기 때문에 선택되었습니다.

그런데 땅콩을 먹은 아이들이 암에 걸리기 시작했습니다. 땅콩에 종종 아플라톡신이라는 곰팡이가 생산하는 독소가 만들어졌기 때문입니다. 그래서 저는 땅콩에서 곰팡이 냄새가 나거나 생산된 지 오래된 땅콩은 먹지 않습니다.[5]

아플라톡신은 쥐에서 간암을 일으키는 것이 보고되었는데요. 훗날 강력한 발암 물질로 확인되기도 했습니다. 이 강력한 발암물질인 아플라톡신은 땅콩과 옥수수 등에 많이 들어 있었습니다. 제3세계에서 불티나게 팔리는 대부분의 땅콩 버터에서는 아플라톡신이 발견되었고, 선진국 식품기준치의 300배가 넘었습니다. 아마도 땅콩을 선별할 때 최고 품질의 땅콩은 모양 그대로 먹는 용도로 분류되고, 곰팡이가 핀 땅콩으로 땅콩버터를 만들었기 때문일 듯합니다. 이러한 땅콩버터를 먹은 아이들의 소변 등에서 아플라톡신이 많이 검출된 것을 볼 수 있었습니다.

과학자들은 실험을 했습니다.[6] 쥐를 두 그룹으로 나누어 한 그룹에는 아플라톡신과 20%의 단백질을 주고, 다른 그룹에는 같은 양의 아플라톡신과 5%의 단백질을 주었습니다. 20%의 단백질을 섭취한 그룹은 모두 간암에 걸렸고, 5%의 단백질을 섭취한 그룹은 한 마리도 걸리지 않았습니다. 이 실험 결과로 아플라톡신은 분명 강력한 발암 물질이지만, 그 외의 변수가 있다는 것이 확인되었고 그 변수 중 하나는 단백질이었습니다.

크랜베리 재배에 사용하는 제초제였던 아미노트리아졸,

디디티, 그리고 베이컨의 색을 이쁘게 해주는 아질산염과 적색2호, 사카린과 같은 인공 감미료, 베트남전에 사용된 고엽제 다이옥신, 곰팡이 핀 옥수수와 땅콩에서 발견되는 아플라톡신 등 역시 단백질과 같은 변수들이었는데요. 이러한 변수에 우유 단백질의 87%를 이루는 카제인을 첨가하면 암이 성장하는 것을 알 수 있었습니다. 반면에 식물성 단백질은 암을 성장시키지 않았습니다. 결론적으로 카제인과 유방암이 밀접한 관련이 있다는 것입니다.[7]

유방암은 초경이 이를수록, 폐경이 느릴수록, 임신하지 않을수록 증가합니다. 그리고 이러한 상황에서 어렸을 적 우유 단백질인 카제인 섭취가 많거나 섭취 시기가 빠를수록 그 위험도가 증가합니다. 땅콩에 있는 아플라톡신을 먹고 바이러스에 걸린다면 더 위험해지겠지요.

지금은 중년인 제 아내가 지낸 시대와 제 아이가 지내고 있는 시대를 비교했을 때, 초경이 평균 4년정도 빨라졌으니, 유방암의 위험도는 높아졌습니다. 저는 제 아이들에게 가급적 오랫동안 엄마의 모유를 먹게 했고, 시판 우유의 섭취는 적게 하며 키웠습니다.

단백질은 하루 필요만큼만 섭취하면 좋겠습니다. 한끼

번에 많은 양의 단백질 섭취가 이뤄지는 것은 암의 위험도를 높이기 때문입니다. 60키로인 사람이 날마다 60그람의 단백질을 섭취하는 것은 비교적 안전합니다. 그러나 1주일에 한번 단백질을 섭취하더라도 300그람 정도의 많은 양을 섭취한다면 날마다 60그람씩 나누어 먹는 사람보다 더 위험할 것이라고 생각합니다.

누군가 암을 줄이는 방법을 묻는다면, 저는 단백질 섭취에 유의하라고 이야기하고 싶습니다. 우선 되도록 식물성 단백질을 섭취하여 몸에 필요한 단백질 양을 채우는 것이 좋습니다. 저는 유전자를 조작하지 않은 콩으로 만든 두부를 권하고 있습니다. 또한 동물성 단백질은 일정량은 섭취할 수 있으나, 날마다 조금씩 섭취하는 것이 좋으며 한꺼번에 폭식하는 것은 금지해야 합니다.

또한 빨, 주, 노, 초, 파, 남, 보 무지개 색의 채소나 야채 과일을 먹으면 그 속에 있는 항산화제가 암을 막아줍니다. 호박의 노란 베타카로틴, 토마토의 붉은 리코펜, 그리고 무색의 비타민C와 비타민E도 있습니다. 비타민C의 섭취가 적을수록 식도암, 백혈병, 비인두암, 유방암, 위암, 간암, 직장암, 대장암, 폐암의 위험에 노출되기 쉽습니다.

현대인을 위한 기능의학 건강관리 실용편

7. 우리 집 금지 식품 3가지

1) 두유

대부분의 두유는 수입한 GMO콩으로 만듭니다. 먼저 콩을 수확하고 수입하는 과정에서 콩에 살충제나 제초제를 뿌리게 되고, 그 허용 기준치가 쌀과 비교하면 10배 이상 높습니다. 쌀을 수입해올 때는 제초제의 수치를 1이하로 제한을 두는데요. 두유를 만드는 콩은 쌀보다 10배 이상 많은 양의 제초제가 묻어 있어도 수입이 가능하다는 것입니다. 쌀은

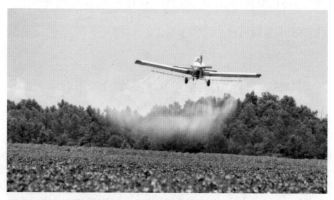

그림 2-3 제초제를 뿌리며 GMO 키 작은 밀을 생산하는 모습

국내 자급율이 높아서 수입을 잘 하지 않고, 콩은 국내 자급율이 낮아서 수입을 많이 해야 하기 때문인데요. 농약이 잔뜩 묻은 콩이라도 들여와야 하니…. 작고 힘없는 나라에 살고 있기 때문이라고 생각합니다.

한국이 전세계적으로 1등하는 것이 많은데요. 그중 하나는 유전자를 조작한 GMO 농작물 수입량입니다. 참 부끄럽고 안타까운 현실입니다. GMO 옥수수는 소, 돼지, 닭 같은 가축에게 먹이는 사료의 주재료가 되기도 합니다. 저는 GMO 농작물을 싫어하기 때문에 GMO 농작물로 만든 사료를 먹인 동물들도 싫어합니다. 기능의학을 공부할수록 GMO 농작물을 점점 더 싫어하게 되는 것 같습니다. GMO 먹거리를 다 싫어합니다. 사 먹고 있는 두부나 된장, 고추장에 GMOfree 표시가 없다면, GMO 콩으로 만들어졌을 가능성이 높습니다.

아무튼 두유는 저희 집 첫번째 금지 식품입니다.

2) 연어, 참치, 연어캔, 참치캔

언젠가 저의 지인이 뉴질랜드에서 연어를 사주고 싶다고 하셨습니다. 함께 여행을 가자고 하시면서요. 저는 자연산 연어는 좋다고 생각하지만 양식 연어는 먹지 않습니다.

연어는 먹이 사슬에서 높은 위치에 있는 물고기이면서 지방이 많은 편이라 위험합니다. 육지의 독성화학물질, 즉 유해한 독이 바다로 흘러가면, 그 독을 플랑크톤이 먹고, 플랑크톤 속의 독을 작은 물고기가 먹고, 작은 물고기의 독은 좀 더 큰 물고기가 먹고 … 그리고 먹이사슬의 위로 갈수록 물고기가 가진 독의 농축량이 높아집니다. 또한, 물고기에게 지방이 많으면 독의 농축량은 더 높아지게 됩니다.

또 다른 문제는 양식 연어와 자연산 연어의 다이옥신, PCB(폴리염화비닐) 살충제 성분들을 비교해보면 어떤 성분은 양식 연어가 자연산 연어에 비하여 3배정도 높게 나옵니다. 양식 연어의 오메가6 함량이 자연산 연어에 비하여 6배가량 높다는 논문 결과도 있었습니다. 오메가6의 비율이 높아져 오메가3, 6, 9의 비율이 깨지면 관상동맥질환과 치매 등의 가능성이 높아집니다.

참치는 더더욱 먹지 않습니다. 참치는 통조림으로도 먹지 않고, 횟집에서도 잘 먹지 않습니다. 이유는 연어와 동일합니다. 단, 낚시를 좋아하는 친구가 바다에 나가 직접 잡아 직접 요리해준 참치는 먹습니다. 이왕이면 친구가 크기가 작은 녀석을 잡아오면 좋겠습니다. 참치의 크기가 작으면 수은과 같은 중금속이 덜 들어있기 때문입니다.

수은과 같은 중금속 함량이 높은 생선으로는 고등어, 청새치, 상어, 황새치, 옥돔, 참치(눈다랑어, Tuna)등이 있습니다. 수은과 같은 중금속의 함량이 낮은 해산물로는 멸치, 새우, 가재, 청어, 농어, 대구 등이 있습니다. 멸치와 새우는 확실히 적을 듯합니다.

3) MSG와 아스파르탐

"MSG, 아스파르탐 먹어도 되나요?"

결론적으로 답을 드리자면 "저희 가족도 짜장면은 가끔 먹어요"입니다.

저희 집 주변에 티비 프로그램 생활의 달인에 소개되었던 손 짜장면 집이 있습니다. 수타로 면을 만들어 주시는데요. 아이들이 원하면 가끔 먹습니다. 기능의학 의사가 짜장 소스의 MSG와 아스파르탐 등을 먹는 것을 이해하지 못하실 수도 있을 것이라 생각하는데요.

미공군 조종사였던 마이클 콜린스 소령은 매일 코○○라 라이트를 3.8리터 마시고 팔과 손에 미세한 떨림이 있다가 간질 발작을 일으켰습니다. 병가를 내고 그 음료를 끊었을 때 떨림의 증상이 사라졌습니다. 하지만 미국으로 돌아와 다시 코○○라 음료를 마시기 시작하니, 또 다시 간질 발작을 일으켰고 결국 군에서 장애로 판정하여 비행 자격을 잃었습니다.[8]

이와 비슷한 환자분들이 많아서 연구와 논쟁이 벌어졌는데요. 한 의사가 "어린아이가 하루에 코○○라 라이트를 다섯 캔이나 마실 수 있습니까? 그래야 아스파르탐의 일일 섭취 허용량이 됩니다. 그것은 불가능합니다"라고 회사를 옹호했고, 다른 의사는 씨익 웃으며, 탄산음료, 껌, 시리얼, 요구르트, 의약품, 비타민 등 아스파르탐이 들어있는 제품 수십 개를 하나씩 꺼내보였습니다. 매우 극적인 제품이 하나씩 쌓이자 장내에서 우렁찬 박수가 터져 나왔습니다.

그러나 2009년 10월 식품의약국에서 아스파르탐은 안전한 물질이라고 서명하였습니다. 저는 MSG나 아스파르탐을 완벽히 피할 수 없다고 생각합니다. 그러나 저희 집에서 탄산음료는 금기 식품입니다.

[도서] **죽음의 식탁** (마리 모니크 로뱅 저 / 미동 출판, p.401)
[도서] **한국의 GMO 재앙을 보고 통곡한다** (오로지 저 / 명지사 출판)

먹방 유튜버들을 보는 기능의학 의사의 시선

예쁘고 잘생긴 아이들이 엄청난 양의 음식을 주문합니다. 주문 받은 식당 주인은 다 먹지 못할거라며 말리지만, 웃으며 많은 양을 그대로 주문합니다. 그리고 놀랍게도 그 음식들을 다 먹습니다. 큰 덩치가 아닌 평범하게 보이는 아이들이 많은 양의 음식을 맛있게 먹는 것을 보며 사람들은 관심을 가집니다.

먹방 유튜버들이 많아졌습니다. 일종의 재능이고 직업이라 생각하니 무어라 할 말은 없습니다만, 의사로서 걱정되는 부분이 있어 '꼰대'라는 말을 듣더라도 한 줄 적어봅니다.

1970년대는 식품가공 산업의 분수령이라고 불립니다. 그 이유는 옥수수로 '액상 과당'을 만들어냈기 때문인데요. 이전까지 사용되던 설탕이나 과일에서 추출한 과당보다 훨씬 더 싼 값에 가공식품을 만들어 낼 수 있었습니다. 유전자 조작 옥수수를 싼 값에 대량 생산할 수 있는 상황에서 화학적 합성을 통해 고과당 옥수수 시럽, 즉 액상 과당을 만들어

냈으니 비용 절감과 함께 식품가공산업이 비약적으로 발전할 수 있었습니다.

이 액상 과당은 우리가 마시는 대부분의 탄산음료에 함유되어 있고, 카페에서 과일 주스를 주문해도 액상 과당을 첨가해줍니다. 어떤 경우에는 액상 과당보다 더 해로울 수 있는 인공감미료 아스파르탐이 들어가기도 합니다.

사탕수수에서 얻어낸 설탕은 섭취량이 어느 정도를 넘어서면 식욕을 억제하는 기능을 합니다. 그러나 액상 과당은 식욕을 조절하는 호르몬 중 하나인 렙틴에 대하여 저항성을 가지게 하여 포만감을 느끼지 못하게 합니다. 즉, 액상 과당을 먹으면 먹을수록 식욕을 절제하지 못하고 계속 먹게 되겠지요. 앞서 말한 '먹방' 유튜버들의 영상을 보면, 과량의 식사도 걱정되지만, 식사 중간중간 들이켜 마시는 많은 양의 액상 과당이 걱정 됩니다. 훗날 비만, 대사 증후군, 당뇨, 신장질환, 관절염, 고혈압, 근육마비, 수전증, 심계항진, 불면증, 불안증 등등 정말 많은 질병을 걱정해야 할 수도 있기 때문입니다. 이 외에도 마가린과 GMO 옥수수로 만든 식용유, 카놀라유는 되도록 피하고 있습니다. 저의 졸저 『기능의학 건강관리 20주제』 24페이지를 함께 참조

하시기를 추천합니다.

저는 기능의학 의사로서, 많이 먹는 먹방 유튜버 보다는 건강하고 맛있게 먹는 먹방 유튜버들이 많아졌으면 좋겠습니다. 과식하며 탄산음료(액상 과당)를 마시기보다 소식하며 식후 좋은 차 한잔 하시는 것을 권해봅니다.

인공감미료 아스파르탐

네이버 지식백과에는 인공감미료 아스파르탐을 다음과 같이 설명하고 있어서 독자들께서 참고하시도록 이곳에 인용합니다.

아스파르탐은 1965년에 G.D. Searle and Co. 사에서 개발하기 시작했던 감미료로서 설탕에 비해 당도가 약 180배 높다. 현재 아스파르탐은 여러 분야에서 감미료로 사용이 허가되어 있다. 예를 들면 테이블용 설탕 대체 정제(단, 설탕 두 티스푼 정도의 당도를 초과하지 않게 낱개 제작) / 따뜻한 음료에 타는 설탕 대체 정제 / 아침식사용 시리얼 / 껌 / 음료, 인스턴트 커피, 젤리, 푸딩, 음식의 속, 유제류 유사품(모조 휩 크림)의 토핑용 분말 베이스 / 탄산음료 및 탄산음료 시럽 베이스 / 씹는 복합 비타민 / 비탄산 냉동(냉장) 농축(천연) 과일 주스(과일 드링크 및 과일

향 첨가 드링크) / 모조 과일향 첨가 드링크 / 막대형 냉동 당과류 / 구취 제거 민트 / 인스턴트 베이스, 농축액 및 분말 베이스를 포함하는 차 등이 있다. 다량을 섭취하면 오심과 구토를 일으킬 수 있고 의식불명에 이를 수도 있다.[9]

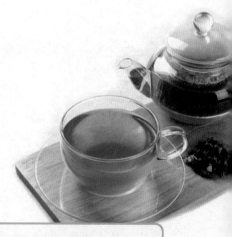

참조

[도서] **먹는 단식FMD – 아프지 않고 오래 사는 식사 혁명**
(정양수 저 / taste Books 출판)
[도서] **한국의 GMO 재앙을 보고 통곡한다** (오로지 저 / 명지사 출판)

3

생리가 끝난 것은 폐경이 아니라, 완경이라고 부르는 것이
더 정확합니다. 이제 쓸모없게 된 것이 아니고, 생육하고
번성하라는 사명을 잘 완수한 것이기 때문입니다.

갱년기-
현상과 대책

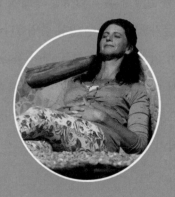

폐경이 아니라, 완경!

여성들은 십대 초반 사춘기에 생리가 시작됩니다. 그리고 평균 49세까지 지속하다 이후에는 평균 수명인 86세까지 생리 없이 살아갑니다. 현대 사회는 임신과 출산의 가능성을 열어둔 생리가 끝나면 망했다, 다 끝장났다라는 느낌을 주는 "폐"라는 단어를 사용하여 폐경이라는 표현을 사용합니다. 하지만 저는 주어진 사명, 생육하고 번성하라는 사명을 잘 감당하고 그 사명을 후대에 잘 넘겨준 것이니 "폐"라는 글자보다는 완수했다, 졸업했다라는 의미의 "완"을 사용하여 완경으로 표현하는 것이 옳다고 생각합니다. 그런 뜻에서 이 책에서는 "완경"이라고 표현하겠습니다. 폐경을 완경으로 바꾸어 이해하면 여성은 50세부터가 비로소 새로운 시작이 됩니다.

1. 에스트로겐

사회는 여성들이 완경의 시기로 진입할 때 왜 "폐경"이라는 단어를 사용했을까요? 그것은 독특하고 불편한 증상들이 있었기 때문입니다. 아래의 표를 보면 35세부터 50세 사이에 에스트로겐 여성 호르몬이 급격히 감소하는 것을 볼 수 있습니다.

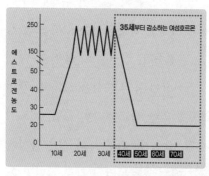

그림 3-1 여성호르몬 변화

**35~50세 사이에 급격하게 감소하는 여성호르몬은
갱년기, 폐경기 상태의 원인이 됩니다.**

에스트로겐은 아래에 열거한 것들을 포함하여 4~50가지의 기능을 하는 것으로 알려져 있습니다.

- 체온 조절
- 혈압 상승 방지
- 깊고 좋은 수면을 도움
- 피부 콜라겐의 유지로 인한 주름 감소와 피부의 수분량 유지
- 백내장의 위험도 감소, 황반변성 방지
- 골밀도 유지, 골절 예방
- 건전한 사고와 기억력 유지

에스트로겐과 같은 여성 호르몬의 급격한 감소는 우리가 흔히 알고 있는 갱년기 증상을 발현시키는데요. 보통 갱년기 초기에는 불규칙한 월경주기, 안면홍조, 불면증, 예민하고 불안한 정서, 분노조절장애 등의 증상을 보이고, 갱년기 중기에는 생식기 위축에 의한 성교통, 냉, 출혈, 비뇨기 위축에 의한 빈뇨, 방광염, 요실금, 피부 노화 같은 증상들을 보입니다. 갱년기 후기에는 호르몬의 고갈로 골다공증, 심근경색, 동맥경화, 건망증, 인지기능장애, 치매 등이 발생합니다

대부분의 여성들이 보인 갱년기 증상에 놀란 의료계는 갱년기 증상에 대한 치료 방법들을 찾기 시작했습니다. 그리고 그 치료 방법은 단순 무식하게도 부족해진 호르몬을 보충하자는 것이었습니다. 1941년 캐나다, 그 다음 해인 1942년에는 미국에서 경년기 관련 증상치료에 '프레마린'이라는 약물 치료를 승인했습니다.

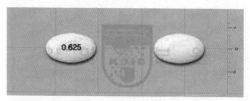

그림 3-2 프레마린 알약 / 출처 약학정보원

1994년 미국 내과학회는 가이드라인으로 "모든 여성은 호르몬 치료를 고려해야 한다"면서 증상이 심한 일부 여성만을 치료 대상으로 두지 않고, 작은 증상일지라도 갱년기 증상이 있는 모든 여성을 치료의 대상으로 삼았습니다.

그래서 2000년 미국의 경우, 50세부터 74세 완경 여성의 40%가 호르몬 치료를 받고 있었습니다. 그리고 2002년에는 의과대학에서 산부인과 교과서로 공부하는 'Novak'라는 책에 호르몬 치료의 적응증으로 폐경을 등재하였습니다. (교과에서 폐경이라는 단어를 사용하였기에 그대로 적습니다). 여기

美 FDA,
호르몬대체제 저용량 프레마린 승인

Dailymedi [2003년 04월 29일 11시 17분]

와이어스(Wyeth)는 최근 미국 FDA가 에스트로젠 대체제인 프레마린(Premarin)의 저용량 제제를 승인했다고 발표했다. 기존 프레마린은 1정당 0.625mg의 포합형 에스트로젠을 함유하고 있는 반면, 이번에 승인된 용량은 28% 감소한 1정당 0.45mg을 함유하고 있다. 프레마린 0.45mg의 적응증으로는 폐경과 관련된 중등증 이상의 혈관운동계 증상과 외음부 및 질 위축증에 사용하도록 승인 받았다.

와이어슨측은 프레마린 외에도 저용량 프렘프로(Prempro)도 동일한 적응증에 대해 승인을 받았으며, 올 여름에는 프레마린 0.45mg과 프렘프로 0.45/1.5mg을 본격 시판할 계획이라고 밝혔다. FDA와 의료전문가들은 각개 여성의 치료목적과 위험성을 고려해 최단기간에 저용량 폐경 호르몬요법을 시행할 것을 권고한다. 작년 여름 프렘프로의 장기 임상이 심혈관계 부작용으로 중단되면서 호르몬 대체요법에 대한 경각심이 높아진 상태로, 현재 호르몬 대체요법(HRT)은 폐경 증상에 단기간 사용하도록 권장되고 있다.

현대인을 위한 기능의학 건강관리 실용편

서 중요한 것은 완경에 이른 모든 여성이 치료의 대상자가 되었다는 것입니다.

2003년에는 저용량 프레마린이 허가되었습니다. 왜 갑자기 저용량 프레마린을 허가했을까요? 에스트로겐의 대체제로 사용되었던 호르몬 치료제를 사용한 환자들에게 유방암, 자궁암, 뇌혈관 질환 등이 증가했기 때문입니다. 어쩔수 없이 치료에 사용되는 호르몬 용량을 점차 줄여나갔습니다. 모든 갱년기 여성에게 사용하려던 약물에 부작용이 있는 것을 확인하고 저용량으로 줄인 것인데요. 이 때문에 오랜시간 처방건수 1위를 유지하던 여성 호르몬 치료제가 2위로 밀려나고, 그 자리는 리피토라는 고지혈증 치료제가 차지하게 되었습니다. 이후 고지혈증 치료제는 일본에서만 1년에 7~8000억엔 정도 판매되었다고 하는데요. 수십 년 동안 일본, 미국, 중국, 한국, 유럽 등에서 팔릴 것이기 때문에 고지혈증에 대한 개념이 달라질 때까지 고지혈증 치료제가 벌어들일 수익은 천문학적인 금액이 될 듯합니다.

갱년기 증상 치료에 적극적으로 사용되던 호르몬제에 무슨 문제가 있었던 것일까요? 106쪽에 2002년 타임지의 표지가 있습니다.

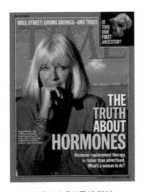

그림 3-3 호르몬의 진실:
2002년 타임즈 표지
출처 https://www.coverbrowser.com

"호르몬의 진실"이라는 제목인데요. 그동안 호르몬제를 사용하여 갱년기 여성들을 치료해 보니, 유방암과 심장병의 위험을 높인다는 보고서가 발표된 것입니다. 이 무서운 결과로 여성 호르몬 치료하는 대상이 2002년도 1,500만 명에서 2003년도 900만 명으로 600만 명이 감소하였습니다.

성경에는 거라사인 지방의 무덤 사이에서 살던 광인이 등장하는데요. 예수님께서 광인을 치료하면서 돼지 2,000마리가 몰살되었습니다. 그러자 돼지 주인들로 추정되는 주민들은 예수님을 찾아와 그 지방에서 떠나시기를 간청합니다. 이들에겐 한 생명보다 돼지 2,000마리가 더 중요했을지도 모르겠습니다. 돼지 2,000마리면 얼마나 될까요? 돼지 가격에 따라 다르겠지만, 아마 2,000마리의 값을 합산하면 수억에서 수십억 정도 되는 아주 큰 금액이겠지요. 암묵적으로 돈을 생명보다 더 귀하게 여기는 것이 만연한 세상이 아주 악하다고 생각됩니다.

현대인을 위한 기능의학 건강관리 실용편

2. 암의 공포도 무릅쓴 갱년기 증상

2004년, 시애틀 타임즈에서는 조금 황당한 기사를 찾아볼 수 있습니다. 호르몬 치료를 중단하였던 여성들의 50%가 안면홍조나 불면증 같은 갱년기 증상을 견딜 수 없어서 유

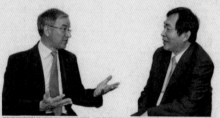

여성호르몬요법 심장병 위험 경고, 그 후 5년

입력 2007.06.19 16:26 | 수정 2007.06.19 17:10

20~30% 감소했던 치료자들 다시 늘어났죠

(좌)국제폐경학회 데이비드 스터디 회장, (우)한국폐경학회 김정구 회장

미국 국립보건원의 '여성건강선도연구(WHI)' 결과가 발표돼 세상을 뒤집어 놓은 지 만 5년이 지났다. 폐경 여성을 위한 여성호르몬 치료가 유방암, 뇌졸중, 심장병 등의 위험을 높인다는 것이 WHI의 핵심.

그림 3.4 2007.6.19, 헬스조선_국제 폐경학회
출처 https://health.chosun.com/site/data/html_dir/2007/06/19/2007061900992.html

방암의 공포를 무릅쓰고 다시 호르몬 치료를 강행하고 있다
는 기사입니다. 우리나라 역시 여성 호르몬 요법이 심장병
의 위험도를 높인다는 경고에도 불구하고, 상당수의 여성들
이 다시 호르몬 치료를 강행한다는 내용의 뉴스가 보도되었
습니다.

증상	0(없음)	1(약간)	2(보통)	3(심함)	가중치
홍조 / 얼굴 화끈거림					4
발한 / 등 뒤로 땀이 흐름					2
불면증					2
신경질					2
우울증					1
어지럼증					1
피로감					1
관절통 / 근육통					1
머리아픔					1
가슴 두근거림					1
질 건조감 / 질 분비물 감소					1
합계					

15~20점 : mild
20~35점 : moderate
〉35점 : severe

그림 3.5 변형된 쿠퍼만 인덱스

위의 표와 같이 완경의 증상으로는 홍조, 발한, 불면증,
신경질, 우울증, 어지럼증, 피로감, 관절통, 근육통, 두통,
가슴의 두근거림, 질 건조감, 질 분비물 감소 등이 있는데요.

이런 증상들 때문에 상당수의 여성들이 암의 공포를 무릅쓰고 호르몬 치료를 다시 강행한 것입니다. 또한 책의 시작 부분에서 소개했던 마담 지누의 그림처럼 눈에 드러나는 외적인 변화도 있었으니, 어떤 여성이 호르몬을 안먹고 버틸 수 있었을까요? 한바탕 소동 이후, 갱년기 치료의 방향은 프레마린의 용량을 줄이고 호르몬이 아닌 약을 보조제와 함께 처방하고 생활습관을 변화시키는 쪽으로 바뀌었습니다. 구체적인 방법으로는 체온 낮추기, 체중 유지하기, 금연, 적절한 음주, 이완 요법, 침 치료 등입니다.

증상별 치료법으로 안면홍조와 체온 변화 치료에는 당귀, 달맞이꽃, 종자유, 인삼, 보약, 침, 자기장 등을 사용하려 했으나 효과가 없는 것으로 확인되었습니다. 그리고 이소플라본으로 알려진 콩, 붉은잎 클로버, 승마 등은 경한 혈관 운동성 증상에 효과가 있었고, 단기간 사용하는 것은 부작용도 없다고 밝혀졌습니다. 단, 장기간 사용에 대한 연구 자료는 없습니다. 아마도 연구비를 지원하는 회사가 없었을 듯합니다.

의료계가 내린 잠정적인 결과는 호르몬 치료가 완경기 증상치료에 가장 효과적이지만, 유방암과 심장질환의 위험도가 있다는 것입니다. 완경기 증상 이 외에도 관절통, 근육통, 우울증, 수면장애의 증상도 함께 나타나는데 호르몬 치료를 하면 함께 개선되기도 한다는 것입니다. 제가 진료 현장에서 느끼는 호르몬제를 사용한 치료를 선택하는 이유는 세 가지인데요. 안면홍조와 골다공증 예방, 수면장애 조절 등에 효과를 보이기 때문입니다.

현대인을 위한 기능의학 건강관리 실용편

3. 갱년기와 골다공증, 멜라토닌

사람은 50세를 넘어서면 조골세포와 파골세포의 활동 균형이 무너지면서 골다공증이 심해지고, 골절이 증가합니다. 한국의 50대 이상 골다공증 빈도는 50% 이상이기 때문에 2명 중 한 명은 골다공증이나 골감소증이라고 생각할 수 있습니다.

환자들 가운데는 침대에서 떨어져 대퇴골 골절이 발생한 여성들이 많습니다. 이들 중 일부는 50세부터 10년 정도 호르몬 치료를 한 분들인데요. 2001-2003년 을지 대학병원에서 검사한 결과 통계적으로 완경 전 여성들은 골다공증이 극히 드물었습니다. 일본에서는 완경 이후 첫 6년 동안 골 소실이 현저하게 일어났습니다. 미국에서도 완경 3년 안에 일어나는 골감소량은 완경 이후 10년간 일어나는 골 감소량의 50%입니다.

이러한 자료들을 종합하면 완경 초기 골 관리가 중요하다는 것을 알 수 있습니다. 그리고 골 관리 방법으로 호르몬제를 선택합니다. 그러나 수년간 사용하던 호르몬제를 암이 걱정되어 갑작스럽게 중지하면 그동안 진행되지 않던 골 감소가 급속하게 진행되어 호르몬 치료 유무와 상관없이 거의 비슷한 골밀도가 확인됩니다. 그래서 사망할 때까지 계속 진행하지 못할 호르몬 치료보다 완경 초기부터 비타민A와 비타민D, K2, 마그네슘, 아연 등과 멸치 속의 칼슘을 섭취하는 방법으로 골다공증을 예방하는 것이 좋겠습니다.

특히 비타민D의 흡수를 위해 햇빛을 쪼이면서 운동하는 것을 권하고 있는데요. 한국 여성들은 피부를 지키려고 뼈를 버렸습니다. 썬크림, 모자, 양산 등으로 철저하게 태양을 피합니다. 그 결과 한국 완경 여성의 90%가 비타민D부족, 혹은 결핍입니다. 적당한 햇빛은 우리 몸에 꼭 필요한 요소입니다.

완경에는 멜라토닌도 관계합니다. 완경을 하면, 멜라토닌 역시 여성 호르몬과 비슷하게 감소합니다. 멜라토닌은 유방암의 예방과 치료에 사용되기도 하는데요. 여성 호르몬 치료의 약점을 잘 보완해주는 역할을 한다고 생각할 수 있습니다. 그리고 멜라토닌은 에스트로겐 부족 증상을 감소시켜주기도 합니다. 이처럼 멜라토닌은 유방암 발생도 줄이고, 갱년기 증상과 수면 문제도 해결해줍니다. 그러므로 갱년기에 가장 먼저 사용해야 할 물질은 호르몬제가 아니라, 멜라토닌과 비타민D일지도 모르겠습니다.

4. 완경! - 새로운 시작!

여성의 갱년기 증상은 사회정서적인 요인도 무시할 수 없습니다. 여성의 여성성을 강조하고 남성의 남성성을 강조하는 사회에서는 대부분의 여성이 갱년기 증상을 호소하고, 그렇지 않은 사회에서는 대부분의 여성이 갱년기 증상을 잘 느끼지 않는다는 연구 결과가 있습니다.[10] 사회 문화적인 요인에 따른 심리적인 요인도 갱년기 증상에 큰 영향을 끼치고 있다는 것입니다. 잠언 16장 31절에 '백발은 영화의 면류관이라 공의로운 길에서 얻으리라'고 기록되어 있는데요. 백발이 영화로운 면류관인 사회에서는 당연히 완경 증상이 덜할듯합니다.

친구 가족과 함께 여행을 할 때면 우리가 지키는 규칙이 있습니다. 하루에 한 명씩, 한 아이를 위한 여행 일정을 만드는 것인데요. 예를 들어 4박5일 여행을 갈 때 아이들이 4명이면, 하루씩 한 아이를 위한 날을 정합니다. 그날은 그

현대인을 위한 기능의학 건강관리 실용편

아이를 위한 여행 동선과 그 아이가 좋아하는 음식을 먹습니다. 그 날은 그 아이를 위한 날이니, 유치하거나 재미 없더라도 참아야 합니다. 부부 여행도 마찬가지입니다. 만약 아내와 단둘이 여행할 때면 꽃을 좋아하는 아내를 위하여 낮에는 수국을 볼 수 있는 여행 일정을 짜고, 밤에는 저를 위하여 아름다운 일몰을 감상할 수 있는 식당을 예약합니다. 부부 사이에도 아내를 황후로 만들어 준다면 현명한 여인은 그 남편을 황제로 만들어 주겠지요. 만약 지혜가 없는 여인이라면 남편을 종으로 만들어, 훗날 자신이 종의 아내가 되어 있겠지요. 아내가 완경기에 접어들었다면, 현재의 부부 생활이 서로를 위한 부부 생활인지도 한번 생각하시면 좋겠습니다. 이러한 시간이 없다면 예민해지고 정서가 불안해지는 시기에 평생 동안 지혜롭고 온화하게 나를 배려해주던 아내의 목소리가 점차 높아지고 폭발하여, 가정이 지옥으로 변해갈지도 모릅니다.

부부관계 시 불편감을 느끼는 것과 골절, 불면에 대해서는 앞서 소개해드린 보조제들도 증상을 줄이고, 비타민C, 비타민E, 은행잎제제, DHEA의 투여와 멜라토닌 치료, 트립토판과 올리브유 복용 등을 권해드립니다. 또한 아내와 남편, 서로를 황후와 황제로 만들어주는 배려도 중요합니다.

완경은 여자로서의 인생이 끝나는 종착점이 아닙니다. 인생의 새로운 시작입니다. 젊은 날 동안 맡은 사명을 잘 감당하여 선물로 주어진 인생의 황혼기가 시작될 것을 기대하시는 건 어떨까요? 갱년기에 힘들어하며 집에만 있지 말고, 햇볕 아래서 산책과 운동 같은 활동적인 일들을 시작하세요. 또 열심히 일하세요. 밤에는 올리브유 한 잔과 수면안대로 깊은 잠을 준비하세요. 완경은 새로운 시작입니다. 황혼기가 오히려 황홀할 수도 있습니다.

갱년기 스킨터치

한 갱년기 여성 환자분이 내원하셨습니다.

"남편 손 끝만 스쳐도 소름이 끼쳐요. 치료법이 있을까요?"

남편 손 끝만 스쳐도 소름이 끼친다니, 의사의 머리 속에는 수많은 생각들이 스쳐갑니다. 너무 안타깝습니다. 이 환자분은 앞으로 많은 시간을 갱년기 호르몬 문제와 맞서 지내셔야 할 것이기 때문입니다.

저희 부부의 스킨 터치를 생각해보았습니다.
1. 아침에 머리를 감고 나오면 아내가 드라이기로 머리

를 말려줍니다. 날마다 적어도 서로의 머리카락을 만지는 것입니다. 두피도 만지게 됩니다.

2. 한 침대에서 잡니다. 추우면 아내를 끌어안습니다.

3. 간혹 아내가 너무 피곤하여 코를 골 때면, 팔 베게를 해주어 경추의 만곡을 조절해줍니다. 코를 덜 골게 되고 이것은 훗날 치매를 예방해줄지도 모릅니다. 코를 골면 뇌로 산소공급이 원활하지 못해서 치매 발생률이 높아집니다.

4. 자다가 아내가 나쁜 꿈을 꾸면 저는 아내의 머리를 저의 좌측 가슴으로 끌어당깁니다. 인간은 모태에서부터 엄마의 심장소리에 안정감을 취하였고, 모유를 먹으면서도 엄마의 심장소리에 평안함을 느낍니다, 어른이 되었을지라도 무의식 속에 심장 소리는 평안을 가져다줍니다.

5. 종종 아내는 저의 발을 씻어줍니다. 우리 부부에게 이것은 여성 비하나 하대가 아닙니다. 제가 요구해서가 아니라, 남편에 대한 사랑의 표현으로 아내가 스스로 해주는 것입니다.

6. 가끔은 서로의 등을 밀어줍니다.

1인 가정이 많아지는 시대이고, 배우자의 손길에 소름끼치는 분도 계시겠지요. 이런 분들은 사우나를 하거나, 때를 미는 것도 무척 좋습니다. 스킨 터치도 되고 림프 순환도 되어 좋습니다. 효과는 조금 덜하지만 반신욕이나 족욕도 좋습니다. 사용하는 물에는 아로마나 오일을 추가하는 것도 도움이 됩니다.

갱년기를 잘 넘기고, 완경기를 행복하게 보내려면 배우자를 황제나 황후로 만들고, 스킨 터치를 하고, 보조제로 갱년기 증상을 컨트롤 하고, 비타민D와 멜라토닌을 확보하세요. 갱년기는 완경을 넘어 새로운 시작임을 기억하시길 바랍니다.

환경은 인생의 새로운 시작입니다,
선물로 주어진 인생의 황혼기가
시작될 것을 기대하시는 건
어떨까요?

4

100세 남편 아브라함에게서 90세 아내 사라가 생명을 잉태하였습니다. 그리고 임신 기간을 채우고 잘 자란 이삭이 태어났습니다. 이 노부부에게 무슨 일이 일어난 것일까요?

노화의 역주행

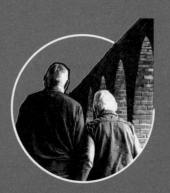

1. 역주행의 신비,
   텔로미어를 아시나요?

1) 텔로미어의 신비와 역할

우리 몸을 이루는 염색체 말단에는 DNA가 반복 배열된 부분이 있습니다. 우리는 이 부분을 그리스어로 끝이라는 의미의 '텔로'와 '부분'이라는 뜻을 가진 '메로스'를 결합한 말로 '텔로미어'라 부릅니다. 이 텔로미어가 없으면 세포가 분열할 수 없습니다. 텔로미어는 노화가 진행되는 동안 점점 짧아집니다. 우리의 노화 과정에 텔로미어가 큰 역할을 하는 것입니다.

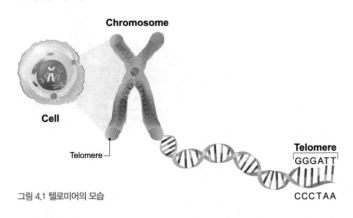

그림 4.1 텔로미어의 모습

다시 정리해보자면, 사람이 늙는 것은 세포가 노화하기 때문이고, 세포가 노화하는 것은 텔로미어가 짧아지기 때문입니다. 세포가 분열할 때마다 텔로미어의 길이가 조금씩 짧아지고 그 때마다 세포는 노화합니다.

창조주께서는 우리 몸에서 아주 중요한 DNA가 쉽게 손상되지 않도록 보호하기 위해서 DNA 끝부분에 '텔로미어'라는 것을 만들어 주셨을 것이라고 생각합니다. 그래서 저는 텔로미어가 DNA를 여러가지 위험에서 보호하기 위한 일종의 '보호 캡'이라고 생각하는데요. 어떤 학자는 신발끈 끝에 달려있는 딱딱한 캡으로 설명하기도 합니다.

우리 몸이 노화하는 과정을 벽돌 쌓기에 비유하기도 하는데요. 인부가 벽돌을 쌓아 올리는 모습을 상상해 볼 수 있습니다. 벽돌을 한 줄 쌓고 그 위에 벽돌을 엇갈리게 또 한 줄을 쌓는데요, 맨 끝에 이르면 마지막 벽돌을 완전히 놓을 수 있는 자리가 없으니 높이 쌓아갈 수록 한 칸씩 덜 쌓게 됩니다.

이것은 노화의 과정과 매우 비슷한데요. 우리 몸에서도 세포분열이 더 이상 진행될 수 없게 되어 마지막 텔로미어

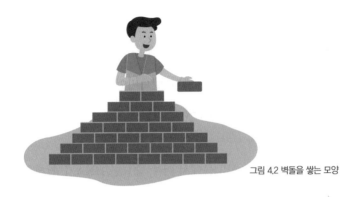

그림 4.2 벽돌을 쌓는 모양

가 사라지면 중요한 DNA에 손상이 발생하여 그 수명이 다할 것이라고 생각할 수 있습니다. 결국 세포가 매번 분열할 때마다 텔로미어는 조금씩 짧아지고 텔로미어가 다 닳은 후에는 중요 유전자정보가 손상되어 세포의 죽음이 발생하거나 돌연변이가 생기고, 심지어는 암이 생길 수도 있습니다.

　과학자들은 텔로미어가 노화와 관련 있고, 암 사망과도 관련 있다고 알게 되자 텔로미어의 길이를 다시 길게 만들 수는 없을까 고민하게 되었습니다. 그러다가 생각해 낸 것이 바로 '생식세포'입니다. 만약 다른 세포와 마찬가지로 생식세포에 텔로미어 단축 현상이 일어난다면 우리의 후손은 태어날 때부터 노화가 되어 태어나야 하기 때문입니다. 그러나 생식세포엔 텔로미어 단축이 발견되지 않았습니다. 따라서 노화도 없습니다. 생식세포에 무언가 특별한 것이 있다는 것이겠죠.

이에 과학자들은 연구 끝에 생식세포에서 '텔로머라제'라는 효소를 발견합니다. 이 효소는 염색체 끝에 있는 텔로미어의 길이를 오히려 길게 만들어주고 있었는데요. 노화라는 시계가 한번 똑딱하고 지나가면, 텔로머라제가 다시 뒤로 시계를 돌리는 것입니다. 벽돌 쌓기의 예라면 한층 위에서 아래층 벽돌을 쌓는 것과 비슷합니다.

이것은 세포 안에서 발견된 현상이니, 이것을 적극 활용하기 위해서는 실제 균을 가지고 실험해보아야 합니다. 보통 실험은 "관찰 〉 가설 〉 실험실 세포 수준 연구 〉 효모균과 같은 균 연구 〉 생쥐 연구 〉 침팬지 연구 〉 사람 연구" 등의 순서로 진행됩니다.

1980년대초 예일대 생물학자인 엘리자베스 블랙번과 하버드 의대 유전학자인 잭 조스텍은 효모균이 스스로 텔로미어 길이를 다시 길게 할 수 있음을 증명했습니다. 이때 어떤 효소가 작용한다는 것을 알았는데 훗날 블랙번과 캐럴 그라이더가 이 효소를 분리하는데 성공했고, 이 효소를 '텔로머라제'라고 명명하였습니다. 이 공로로 이들은 2009년 노벨

생리의학상을 받았습니다.[11]

최근엔 매년 이와 관련된 논문들이 1,000편 이상 나오고 있는데요. 지금도 텔로머라제와 관련된 연구가 계속되고 있습니다. 텔로머라제를 사용하여 텔로미어의 길이를 조절하는 법을 찾아 노화를 멈추게 하거나, 회춘할 수 있게 하려는 것이죠.

하지만 몇몇 연구자들이 '텔로머라제를 투여하여 노화를 멈출 수 없을까?'라는 생각으로 유전자조작을 시도했으나, 종종 암이 발생하여 아직까지는 실패하였습니다. 그러자 이번엔 텔로머라제를 활성화하는 물질을 찾았는데, TA65라는 기능성 식품입니다. 무척 고가에 판매되고 있는데요. 많은 돈을 들여 TA65를 사 먹는 사람도 있습니다. 그러나 저 개인적으로 효과 여부는 잘 모르겠습니다. 아직까지는 그냥 비싸기만 할 뿐이라고 생각합니다. TA65 이외에도 한가지 물질을 더 찾았으나, 이 물질들은 텔로머라제의 활성도를 최고 16% 정도 활성시키는데 성공했습니다. 16%를 수명시간으로 계산하면, 약 1~2년 정도가 될 듯합니다. 노화를 더디게 하는 역할을 할 것이라 추정하고 있는 것인데요. 이 활성도가 100%가 되면 노화가 멈출 것이고, 100%를 넘어가

면 노화를 역전하겠지요.[12]

구약성경 창세기 17장에 보면 우리가 익히 알고 있는 이
삭의 탄생 스토리가 나옵니다. 하나님께서는 상수리 나무
아래에서 노년의 아브라함과 사라에게 언약의 후손을 약속
하셨습니다.

> 내가 그에게 복을 주어 그가 네게 아들을 낳아 주게 하며 내가
> 그에게 복을 주어 그를 여러 민족의 어머니가 되게 하리니 민
> 족의 여러 왕이 그에게서 나리라(창세기 17:16).

하지만 이미 나이가 많았던 아브라함은 불가능할 것이
라 생각했습니다. 그래서 하나님의 약속을 비웃기라도 하듯
이 혼잣말을 하였습니다.

> 아브라함이 엎드려 웃으며 마음속으로 이르되 백세 된 사람이
> 어찌 자식을 낳을까 사라는 구십 세니 어찌 출산하리요 하고
> (창세기 17:17).

이 장면은 창세기 18장의 상수리 나무 아래에서도 반복
됩니다(창세기 18:10-14). 아브라함이 어이없다는 듯이 웃으

며 했던 그 말을 상수리 나무 아래에서는 사라가 웃으며 반복합니다.

사라가 속으로 웃고 이르되 내가 노쇠하였고 내 주인도 늙었으니 내게 어찌 낙이 있으리요(창세기 18:12).

우리가 상식적으로 생각해보아도 백세 아브라함과 구십세 사라에게는 정자와 난자가 없었을 듯합니다. 사라는 생리가 끝난 완경(폐경)이었을 것이지요. 하지만 하나님께서는 약속하신 대로 아브라함과 사라에게 아이가 생기게 하셨습니다. 도대체 아브라함과 사라의 몸 속에서 무슨 일이 있었던 것일까요? 노년의 사라의 몸이 완경 전으로 돌아갈 수 있었을까요? 의사의 시선으로 상상의 나래를 펼쳐봅니다.

이것은 마냥 쓸데없는 망상에 지나는 것은 아닐 것이라 생각합니다. 아브라함의 이야기에는 우리의 노년과 우리의 건강의 비밀이 숨겨져 있기 때문이지요. 저는 하나님께서 아브라함에게 자손을 약속하시는 그 순간, 아브라함과 사라의 몸속에서 텔로머라제 활성도가 100%를 넘어가지 않았을까? 생각해봅니다.

노화가 벽돌을 계속 쌓는 것이라고 한다면, 오히려 이 벽을 부숴버리는 일도 있는데요. 그중 하나는 흡연입니다. 흡연은 담배 속의 독한 유리기(체내에 생성되는 산화력이 강한 산소)가 DNA의 텔로미어를 직접 절단해버리는 것으로 알려져 있습니다. 흡연처럼 텔로미어를 짧게 만드는 일들을 하는 요인들은 생각보다 많이 있습니다. 그리고, 이와 반대로 텔로미어를 길게 만드는 요인들도 있습니다. 다음과 같은 경우들을 추정할 수 있습니다.[13]

비타민D, 오메가3, 비타민C, 비타민E를 충분히 섭취하는 것과 스트레스 감소, 규칙적인 명상, 마라톤과 같은 고강도 운동이 텔로미어를 길게 만드는 요인일 것이라 추정합니다. 실제로 텔로머라제를 발견한 연구자들은 꾸준한 마라톤을 하고 있더군요.

2003년 유타대학교 연구팀은 텔로미어의 길이가 짧은 피험자의 사망률이 텔로미어의 길이가 긴 피험자보다 2배라는 결과를 보고 하였습니다. 심장질환으로 인한 사망률은

3배이상 높았다고 하였습니다. 또한, 2008년 스페인에서는 생쥐 실험에서 텔로머라제를 10배이상 생성하도록 유전자를 조작하자 일반 쥐보다 38%수명이 길어졌다는 보고가 있기도 하였습니다.

저의 개인적인 의견으로는 이 실험 결과를 인간에 대입하면, 거의 20년 정도 수명이 길어질 것이라 생각했는데요. 그 경우 부작용으로 말미암아 아마도 암이 많이 발생했을 것입니다. 하지만 관련 논문의 한 저자는 암과 텔로머라제와 관계가 없을 거라 주장하기도 합니다. 저는 아직까지는 텔로머라제 사용은 좀 더 두고 보아야 한다고 생각합니다. 인위적으로 유전자를 조작하는 것보다 텔로머라제 길이를 늘이는 비타민D, 비타민C, 비타민B, 오메가3, 명상, 감사, 자족, 자율신경계 균형유지, 수면, 운동 등이 중요할 것이라고 생각합니다. 만약 질병치료에 사용한다면 알츠하이머 치매에 제일 먼저 사용해보고 싶습니다.

참조 [도서] **빌 앤드루스의 텔로미어 과학**
(빌 앤드루스 저 / 동아시아 출판), p 46, 47, 54

2) 텔로미어 식단

염색체 끝 단에 자리 잡고 있는 텔로미어는 오래 전부터 생명 연장의 비밀을 풀 열쇠로 주목을 받아왔습니다. 염색체의 유전정보를 보호하는 텔로미어는 세포분열이 반복 될수록 점차 짧아지다가 다 없어지면 중요 유전자의 손상이 나타나면서 죽게 됩니다. 그런데 이 텔로미어의 길이가 나이에 따라 무조건 짧아지는 것이 아니라, 오히려 늘어나기도 한다는 사실이 발견되었는데요. 앞에서도 언급한 바와 같이 텔로미어와 텔로미어를 유지하는 효소인 텔로머라제를 발견한 엘리자베스 블랙번, 캐럴 그리더, 잭 쇼스텍 세 사람이 2009년 노벨 생리의학상을 받았습니다.

우리는 일상 생활의 변화로도 텔로미어를 길게 하는 요인을 조금씩 충족시킬 수 있습니다. 그 중에서 매우 중요한 한 가지는 '긍정적 스트레스'입니다. 스트레스에는 긍정적 스트레스와 부정적인 스트레스가 있는데요. 예를 들어 긍정적인 스트레스는 시험을 앞둔 수험생이 열공하는 것과 같은 현상을 말합니다. 부정적인 스트레스는 걱정이 많아져 술로 스트레스를 푸는 경우와 같습니다. 둘째는 명상이나 마음 공부입니다. 심호흡도 도움이 됩니다. 세번째는 건강한 수면입니다. 수면에는 멜라토닌이 필요한데요. 멜라토닌은 수면을 유도하고, 수면 중에 유해산소 등을 제거하기도 합니다. 멜라토닌은 망막에 도달하는 빛의 양이 적어야 잘 분비되고, 보통 자정 정도에 많이 분비됩니다. 그래서 깊은 수면을 돕기 위해 수면안대를 사용하기도 하지요. 또한 하루를 살아가면서 낮에 태양을 받고 산책이나 조깅을 하면 멜라토닌이 더 많이 분비되는 것으로 알려져 있습니다. 멜라토닌은 치매의 원인이 되는 '베타아밀로이드'의 생성을 억제하기 때문에 좋은 수면은 치매를 예방할지도 모릅니다. 네 번째는 긍정적인 정서인데요. 이웃을 돕는 것이나 여행을 하는 것, 예술의 세계에 빠지거나 좋은 음악을 감상하는 것

주요 황산화 성분과 식품 종류

영양소

비타민C	비타민E	베타-카로틴	구리	망간	셀레늄
과일 딸기 레몬 오렌지 **채소** 양배추 시금치 브로콜리	**식물성 기름** 콩 옥수수 목화씨 해바라기씨 녹색 채소	**녹황색 채소** 당근 시금치 해조류	말린과일 바나나 토마토 견과류 콩류 곡류 감자 간 버섯	녹차 어패류 땅콩	곡류 견과류 육류 해산물

그림 4.3 주요 황산화 성분과 식품 종류 – 영양소

도 도움이 됩니다. 마지막으로 노화를 예방하고 텔로미어를 늘리는 '텔로미어 식단'이 있습니다. 녹차에 들어있는 카테킨과 좋은 커피에 들어있는 클로로겐산, 블루베리, 체리, 가지, 검은깨 등에 들어있는 안토시아닌 등은 텔로미어의 길이를 늘려주는 좋은 성분입니다.

주요 항산화 성분과 식품 종류

페놀류				
비타민E	베타-카로틴	구리	망간	셀레늄
녹차	커피	체리 블루베리 가지 검은깨	콩류 된장 청국장 간장 두부	딸기 석류 복분자

그림 4.4 주요 항산화 성분과 식품 종류 – 페놀류

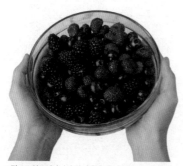

그림 4.5 안토시아닌이 많이 함유된 베리류

반대로 텔로미어의 길이를 단축시키는 식단도 있습니다. 당 지수가 높은 음식들로 밀크초콜릿(12), 페스트리(15), 고구마(17), 환타(23), 게토레이(12),

콘플레이크(21), 구운감자(26), 흰밥(37), 떡(23), 찹쌀밥(44)
인데요(아래 표 참조/단어 뒤 괄호 안에 있는 숫자는 당 지수입니다).
이 음식들은 인슐린 저항성을 높입니다. 결국 제가 권하는
것은 싱싱한 생선, 오메가3가 많이 함유된 들깨, 들기름, 그

주요 식품별 당부하지수 (GL)

식품	당지수 (포도당 = 10)	1회 섭취량(g)	1회 섭취량당 함유 당질량(g)	1회 섭취량당 당부하지수
사과	38	120	15	6
배	38	120	11	4
포도	46	120	18	8
파인애플	59	120	13	7
수박	72	120	6	4
고구마	61	150	28	17
대두콩	18	150	6	1
쥐눈이콩	46	150	30	13
늙은호박	75	80	4	3
구운감자	85	150	30	26
흰밥	86	150	43	27
현미밥	55	150	33	18
찹쌀밥	92	150	48	44
떡	91	30	25	23
호밀빵	50	30	12	6
콘플레이크	81	30	26	21
페스트리	59	57	26	15

식품	당지수 (포도당 = 10)	1회 섭취량(g)	1회 섭취량당 함유 당질량(g)	1회 섭취량당 당부하지수
아이스크림	61	50	13	8
밀크초콜릿	75	80	4	3
게토레이	85	150	30	26
환타	86	150	43	27

그림 4.6 주요 식품별 당부하지수 / 출처 당뇨병 식품교환표 활용 지침

참조

[도서] **텔로미어 식단** (이채윤 저/ 아이리치코리아 출판)
[도서] **TELOMERE EFFECT**
　　　(엘리자베스 블랙번, 엘리사 에펠 저/ RHK코리아 출판), p.33~34

리고 오메가9가 많이 함유된 올리브유, 통곡물, 다양한 색의 채소, 해조류, 와인 등인데요. 추가적으로 소식과 규칙적인 식사, 간헐적인 단식을 권합니다. 저도 몇 년째 실천하고 있습니다.

3) 텔로미어를 늘리는 마음 챙기기 – 온유

인생 길을 가다 보면 수많은 스트레스와 마주하게 됩니다. 그리고 그 스트레스는 우리의 텔로미어를 늘리기도 하고 줄이기도 합니다. 텔로미어 연구자들은 대부분 명상, 기공, 복식호흡, 심호흡 등이 텔로미어를 늘려서 노화를 멈추

거나 노화를 역전시킬 수 있다고 주장합니다. 저 역시 다잡은 마음, 적절한 운동, 좋은 식이, 좋은 수면, 좋은 사회관계 일수록 텔로미어의 길이를 길게 할거라 생각합니다.

모세는 참 온유한 사람이었나 봅니다. 성경에 그렇게 기록되어 있으니까요. 그의 성품이 온유함을 말하는 것일까요? 아닙니다. 모세가 비난을 받고, 사람들이 하나님께서 명하신 모세의 권위에 끊임없이 도전하는 상황에서 그는 침묵하고 인내할 수 있었습니다. 모세가 처한 상황과 모든 비난들을 전능자께서 아시고 들으시고 역사하실 것이라는 확신이 그로 하여금 침묵할 수 있게 했죠. 그 모습이 바로 '온유'라 생각합니다. 저는 모세와 같은 온유로 우리가 인생길에서 받는 스트레스를 대처할 때 텔로미어가 길어진다고 생각합니다. 성경에 나오는 이스라엘의 멸망과 바벨론, 페르시아의 일을 생각해보면 한 제국의 흥망성쇄도 하나님의 주권 가운데 있음을 알게 되는데요. 이러한 역사인식도 텔로미어를 길게 합니다. 또 마귀로 말미암아 욥에게 재난이 닥칠 때 마귀도 하나님의 허락 안에서만 움직인다는 사실을 알게 됩니다. 성경에서 이러한 사실을 깨닫고 나에게 일어난 싫은 일과 피하고 싶은 일까지도 하나님의 허락 안에서 일어나고 있다는 사실을 인정하고 살아가는 것, 나를 자랑스러워 하신 분께서, 독생자까지 아끼지 아니하신 분께서 허락하신 것이면 모두가 결국은 유익이 될 것이라는 깊은 묵상, 예배 잘 드린 것 때문에 형제에게 맞아 죽었으나 하나님의 나라에 제일 먼저 들어가는 영예를 얻은 아벨을 기억하는 것, 참새 한 마리도 그냥 떨어지지 않음을 고백하는 것, 들의 풀과 꽃도 입히시고 새 한 마리도 먹이시는 분께서 우리의 아버지라는 사실을 고백하는 것… 이 모든 것이 신앙인이 자신의 텔로미어를 길게 하는 방식이라 생각합니다. 또한 교회 공동체에 속하여 함께 예배하고 함께 주님의 몸 된 교회를 이루어가는 것도 텔로미어를 길게 하는 방법이라고 추정합니다. 심혈관을 튼튼히 하는 운동이나 함께 즐거운 운동을 하는 것도 그렇겠지요. 텔로미어 길이가 우리의 믿음, 신앙과 비례할까요? 저는 그럴 것이라 생각합니다.

"그럴 수가?" 에서 "그럴 수도!" "거기까지…"

"선생님, 스트레스를 받으면 소화가 잘 되지 않고 땀이 나요. 왜 그럴까요?"

"스트레스를 받으면 우리 몸의 교감신경계가 활성화되어서 혈액을 필요로 하는 곳이 많아지고, 위장으로 가는 혈액이 상대적으로 줄어들게 됩니다. 그래서 소화장애가 발생하고, 교감신경계가 과활성화 되면 땀도 나지요"

"어떻게 해야 할까요?"

"교감신경계가 과활성화 되는 스트레스를 조절하시거나
스트레스를 피하셔야 합니다. 그런데, 무슨 스트레스
인가요?"

"오랜 친구와 동업하다가 배신을 당했습니다. 죽겠어요"

"제가 드릴 수 있는 팁은 '**그럴 수도**', 그리고 '**거기까지**'
입니다."

"그럴 수도, 거기까지요?"

'거기까지'는 제가 존경하는 한 선생님께서 알려주신, 스
트레스를 컨트롤하는 중요한 팁인데요. 저는 어떤 이를 도
우며 함께 하다 배신을 당했다면, 함께하는 시간이 '거기까
지'라고 얼른 생각하고 그 다음 취할 나의 태도를 결정합니
다. 그런가 하면 '그럴 수는 없다'라는 생각에서 '그럴 수도
있다'로 생각을 바꾸기도 합니다. 그와 동행하는 시간은 '거

기까지'라고 생각하고 마음을 정리하는 한편, 인간은 그럴 수도 있다고 마음을 털어버립니다. 스트레스는 주는 사람은 편히 지내는데, 받는 사람만 점점 더 힘들게 되지요. 빨리 관리하시면 좋겠습니다. 나는 존경하는 정창균 목사님께 '거기까지'를, 김경철 선생님께 '그럴 수도'를 배웠습니다.

4) 텔로미어와 골다공증

이** 권사님 이야기

한 권사님의 큰 아들이 군에 갔을 때 계속 꿈 자리가 사나워서 권사님은 가족 모두를 데리고 큰 아들이 있는 최전방으로 면회를 갔습니다. 하지만 듣게 된 큰 아들의 소식은 너무나 절망스러웠습니다. 면회 간 날 새벽에 아들은 상병에게 심장을 맞아 죽은 것입니다. 가족들이 면회를 간 자리는 장례식장이 되어버렸습니다.

가해자에 대한 재판이 진행되고 있을 때 권사님의 가족은 판사에게 탄원서를 냈습니다. "사람이 살고 죽는 것은 하나님께 있습니다. 아들이 생전에 목사가 되어 천국을 선포하는 사람이 되고 싶다 하였는데, 천국에 빨리 가게 되었으니 가해자를 처벌하는 대신 용서해주십시오…" 아들을 죽게 한 그 청년도 누군가의 귀한 아들이고, 그가 처벌받는다고 큰 아들이 살아 돌아오는 것도 아니니 선처를 바란다는 내용이었습니다.

너무나 훌륭하신 이 권사님은 훗날 골다공증에 의한 골절과 골절 수술 후유증으로 천국에 가셨는데요. 권사님의 장례식장을 지키며 3일 내내 많이 슬펐습니다. 권사님이 골절 수술을 받게 된 이유는 이러했습니다. 골다공증이 있는 상태에서 침대에서 낙상하여 대퇴골이 골절되었던 것인데요. 평소 권사님의 텔로미어의 길이가 늘어날 수 있도록 돕지 못한 저의 부주의가 너무 후회스럽고, 죄송스러웠습니다.

텔로미어는 골다공증과도 큰 관계가 있습니다. 우리가 눈으로는 볼 수 없지만, 뼈는 평생에 걸쳐서 흡수되고 또 새로 만들어집니다. 뼈를 제거하는 파골세포와 뼈를 다시 복구하는 조골세포가 평생동안 균형적으로 일하다가 그 균형이 무너질 때 골다공증이 되기 때문입니다. 만약 텔로미어가 짧아지면 조골세포 역시 늙게 되어 파골세포를 따라가지 못하여 골다공증이 발생합니다. 그 균형이 깨진 것인데요. 텔로미어가 너무 짧아지면 늙은 뼈는 염증 반응을 일으켜서

골다공증이 심해집니다.[14]

5) 텔로미어와 흰머리

뛰어난 기능의학자 친구가 있습니다. 이 친구가 탈모 치료를 했는데요. 탈모 전 흰머리였던 분을 치료하니 환자에게 검은 머리가 나는 것을 보았습니다. 참 신기하더군요. 모낭에 있는 줄기세포는 멜라닌 세포를 만듭니다. 그리고 이 줄기세포 역시 텔로미어의 영향을 받는데요. 텔로미어가 닳아서 헤어지면 멜라닌 세포를 보충하는 속도가 머리털 성장 속도를 따라가지 못하게 되고 이 결과 흰 머리가 나는 것입니다. 이러다 모든 멜라닌 세포가 죽으면 백발이 되겠지요.

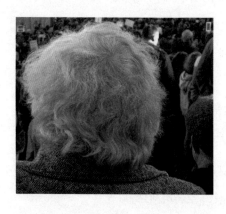

어떤 연구자들은 쥐에게 엑스선을 쏘여 쥐의 멜라닌 세포가 손상되게 하고 털이 회색으로 변하는 것을 확인했습니다. 그리고 쥐에게 다시 텔로머라제를 투여하니 털이 검게 자라는 것 또한 확인했습니다. 친구는 단순한 탈모 치료가 아닌,

텔로미어를 길게 하면서 멜라닌 세포를 활성화하는 방법으로 검은 머리가 날 수 있게 탈모를 치료한 것이었습니다. 집안 내력으로 어려서부터 흰머리 새치가 많다면, 텔로미어를 길게 하는 생활습관을 가지시면 됩니다. 유전은 어쩔 수 없으나, 그 유전이 발현되는 것은 생활 습관이 더 큰 영향을 주기 때문입니다.

6) 텔로미어 길이를 늘이는 노년 생활

제가 사랑하고 존경하는 대학 총장님께서 은퇴가 가까워졌을 때, 총장님과 함께 식사하면서 의사로서 몇 가지 조언을 드렸습니다.

1. 지금처럼 연구하시고, 채플 영상도 찍으시고, 책도 내시고, 하시던 일들을 계속 하세요. 지금 하시는 일이 여러 방면에 도움이 되고 유익이 되니 계속 하셔야 합니다.

2. 지금처럼 여전히 많은 사람들과 사교활동을 하셔야 합니다. 후배도 만나시고, 친구도 만나시고, 선배도 만나시고, 저같은 의사도 만나주시고, 의견이 다른 사람들과도 열심히 토론하세요.

3. 꾸준한 운동을 하셔야 합니다. 식후 산책 습관을 계속 유지하셔야 합니다.

4. 새로운 관심을 가지시면 좋겠습니다. 미술을 공부하시거나, 음악의 세계에 들어가보시는 것도 좋고, 새로운 곳을 여행을 하시는 것도 좋습니다.

5. 비타민과 미네랄은 꾸준히 복용하셔야 합니다.

6. 몸에 들어온 독소를 주기적으로 점검하시고, 제거하셔야 합니다.

7. 잘 주무셔야만 합니다.

…

"총장님, 이것들을 잘 따라 주시면 10년 뒤에 저와 지금처럼 맛있는 식사도 하고, 가시고 싶은 여행도 하실 수 있는데요, 잘 안 따라주시면 저는 10년뒤에 총장님 뵈러 요양병원 같은 곳에 병문안 가야합니다. 본인의 선택에 따라 10년 뒤가 달라지겠지요…"

7) 텔로머라제와 암

이미 밝힌 바와 같이 텔로미어의 길이를 늘이는 효소가 있습니다. 텔로머라제 효소인데요. 세포가 분열할수록 텔로미어는 점점 짧아지는데, 이 효소가 있으면 텔로미어의 길이가 다시 복구됩니다. 과학자들은 이 효소를 발견하고 진시황이 찾아 헤맨 불로장생약을 드디어 찾았다며 기뻐했고, 알렉산더가 찾았던 영원한 젊음의 샘물을 발견했다고 생각했습니다.

텔로머라제가 텔로미어의 길이를 늘인다는 연구 결과가 발표되고, 연구자들은 곧바로 텔로머라제를 생쥐에게 투여해보았는데요. 텔로머라제 투여 후 생쥐가 젊어지기도 했으나, 일부 쥐에서는 암이 발생했습니다. 암은 기본적으로 분열을 멈추지 않은 세포입니다. 암은 세포재생이 억제가 되지 않기 때문에 치료가 어려운 것인데요. 대부분의 세포는 50회 이상 분열하지 않고, 일정기간 계속 분열되면 세포가 죽습니다. 하지만 암세포는 손상된 유전자로서 세포재생을 계속하지만 죽지 않습니다.

백혈병과 같은 혈액암, 피부암, 췌장암 같은 경우에는 텔로미어가 짧고, 텔로머라제 역시 작습니다. 반대로 텔로머라제가 정상 세포보다 100배가 많아서 암세포가 죽지 않아 문제인 경우도 있습니다. 암이 계속 증식하려 할 때 텔로머라제가 더 많이 필요할런지도 모르겠습니다. 결국 적정량의 텔로머라제는 노화도 멈추고 암의 증식도 멈추게 할 수 있을 것입니다. 계속 연구하다가 이 비밀의 균형을 알게 되면 인간이 암을 정복하는 날이 오지 않을까 생각해봅니다. 어떤 암에는 텔로머라제를 투여하여 치료하고, 어떤 암에는 텔로머라제를 억제하여 또 암을 치료하고... 텔로머라제를 조절할 수 있느냐? 없느냐? 그것이 관건인 것이지요.

 [도서] **TELOMERE EFFECT**
(엘리자베스 블랙번, 엘리사 에펠 저/ 알에이치코리아 출판), p.96

8) 텔로미어와 자율신경계

16년 전, 치매가 있으신 어머니를 아내가 집에서 모시고 돌보았습니다. 어머니는 몇 차례 집을 나가셔서 길을 잃어버리는 바람에 아내가 실종 신고를 한 적도 있었고, 밤 중에 어머니를 찾으러 돌아다닌 적도 있습니다. 아내처럼 오랜 기간 병이 있으신 가족을 돌보다 보면 스트레스가 계속 누적됩니다. 이런 경우 자율신경계 검사를 해보면 스트레스로 인한 교감신경의 항진이 나타나다가 이것이 너무 지나치게 되면 부신 피로와 더불어 부교감신경계의 항진이 나타나는데요. 이때쯤 되면 텔로미어가 급속히 짧아지게 됩니다. 많은 연구 결과들을 살펴보면, 텔로미어 길이와 만성 스트레스는 반비례하였습니다.

몇년 후 어머니가 돌아가시고, 저는 그동안의 스트레스

로 인해 짧아진 아내의 텔로미어를 늘이는 일을 시작해야 했습니다. 지금 텔로미어의 길이를 늘이지 않으면 아내 역시 노화가 급속도로 진행되고, 중병, 치매 혹은 암에 걸릴 확률이 많아지기 때문입니다. 어떻게 하면 텔로미어를 늘일 수 있을까요? 앞서 소개한 것처럼 좋은 식단과 식이 습관으로 영양을 보충하고, 건강하고 규칙적인 운동과 충분한 수면이 필요하겠지요. 건강한 마음잡기로 스트레스를 이완시키고, 건강한 신앙생활이나 종교생활을 하는 것도 중요합니다.

앵무새 이야기를 해볼까요? 앵무새를 다른 친구 앵무새 없이 한 마리만 키우는 경우, 즉 다른 앵무새와 교제가 없는 경우와 앵무새를 여러 마리 키우면서 다른 친구 앵무새들과 사교적인 대화와 교제를 하는 경우, 어떤 앵무새의 텔로미어가 길까요? 연구 결과, 당연히 텔로미어가 더 짧은 쪽은 외롭게 혼자 지낸 고독한 앵무새였습니다. 사람 역시 결혼을 했거나, 반려자와 함께 사는 사람들의 텔로미어가 더 길더군요.[15]

나이가 들어갈수록 우리가 교회 안에서 지속적인 교제를 해야 하고, 사도신경의 '우리'라는 고백이 실현되는 교회가 저희에게 필요한 이유라 생각합니다.

9) '이불 킥'이 생각날 때 마다 텔로미어는 줄어듭니다

누구나 생각하기도 싫은 흑역사가 있습니다. 저 역시 무척 많은데요. 갑자기 그 이불 킥의 흑역사가 생각나면 숨고 싶어집니다. 왜 흑역사는 떠올리지 않으려 할수록 기억이 선명해지는지… 정말 이상할 노릇입니다. 그래서 19세기 러시아의 위대한 작가 표도르 도스토옙스키가 "북극곰을 생각하지 않겠다고 해보라 그러면 북극곰이 지긋지긋하게 매 순간 머리속에 떠오른다는 것을 알게 된다"라고 했는지도 모르겠습니다.[16]

저는 가만히 운전할 때 잊고 싶은 흑역사가 자주 생각나곤 하는데요. 앞서 말했듯 흑역사에 대한 생각은 잠재우기 어렵고 흑역사를 잊기 위해 노력하며 스트레스를 받는 동안 저의 텔로미어는 계속 줄어들게 되겠지요. 그래서 제가 택한 방식은 목사님의 설교를 녹음하여 운전할 때마다 반복적으로 듣는 것입니다. 컵에 공기를 제거하는 제일 좋은 방법은 물을 붓는 것입니다. 그냥 막무가내로 컵 안의 공기를 빼면 컵은 깨지게 됩니다. 생각의 환기를 위해서는 설교나 노래, 재미있는 라디오를 듣는 것도 좋은 방법일 듯합니다.

10) 텔로미어 길이 늘이기

운동

운동은 혈압을 낮추고, 인슐린 농도를 낮추며, 기분을 좋게 하면서 대사량을 증가시킵니다. 또한 골다공증을 예방하기도 하고, 뇌졸중과 심장병의 위험을 줄여줍니다. 운동은 불면증에 도움이 되기도 하고, 치매가 걸릴 확률도 줄어들게 합니다. 일주일에 3회 45분 운동을 하면 텔로머라제가 증가합니다. 일주일에 3회 45분 운동을 6개월 동안 지속하면 긍정적인 변화가 측정되는데요. 운동의 강도는 자기 최대 능력의 약 60% 수준에서 걷거나 달리는 것을 추천합니다. 호흡이 다소 가빠지지만, 대화가 가능한 정도입니다. 심혈관 운동으로 달리기는 준비 운동 10분, 빨리 달리기 3분, 천천히 달리기 3분, 4회 반복 이후 정리운동 10분입니다. 걷기 운동은 빨리 걷기와 천천히 걷기 각각 3분씩 4회 반복합니다.[17]

수면

충분한 숙면 여부는 스스로 낮 시간 동안 피곤하지는 않은지, 졸리지는 않은지를 확인하면 됩니다. 낮 시간 어마어마한 졸음이 몰려온다면 더 자야겠지요. 텔로미어를 위해서

현대인을 위한 기능의학 건강관리 실용편

도 우리는 잠을 푹 자야 합니다.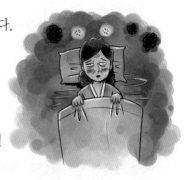
충분한 숙면 시간이 보장되어
야 텔로미어의 길이가 길어질
수 있습니다. 반대로 불면증
증상이 있다면 텔로미어의 길
이가 짧아집니다.[18]

잠을 잘 자기 위해서는 낮 시간 동안 태양과 친해져야
합니다. 낮에 태양 빛을 받으면 코티졸이 분비되고 저녁이
되면 수면 호르몬인 멜라토닌이 분비되는 것을 돕습니다.
멜라토닌이 잘 분비되면 잠자는 동안 낮에 손상된 세포와
DNA가 복구되고, 인슐린 내성이 감소하고, 낮에 배운 학
습들이 정리되며, 불안정한 감정들이 안정화됩니다.[19]

과학자들은 하루 7시간 정도 수면시간을 확보 하라고
말하는데요. 하지만 특별한 분들은 5시간 자도 되는 분들이
있고, 9시간 자야 하는 분들도 계시니, 7시간이 절대 시간
은 아닙니다만, 대부분 이 정도의 수면 시간이 필요하다고
말할 수 있습니다. 수면의 시간과 함께 중요한 것은 수면의
질인데요, 푹 자는 것이 중요합니다. 수면의 기본 원칙은
잠이 안 오면 잠자리에서 일어나고, 잠자리에서는 잠만 자

야 하며, 매일 같은 시간에 깨어나야 합니다.[20]

수면 10분 전쯤 준비시간을 갖는 것도 중요합니다. 휴대전화를 끄거나 취침 모드로 바꾸고 스마트폰이나 TV 화면에서 나오는 청색광을 피하는 것이 좋은데요.[21] 청색광이 수면 호르몬인 멜라토닌을 억제하기 때문입니다. 또한 잠자리를 완벽한 암실로 만드는 것도 숙면에 도움이 됩니다. 수면 안대를 사용하는 것도 좋은 방법입니다. 소음이 문제라면 소음방지 귀마개를 사용하는 것도 좋겠지요. 아내에겐 시집을 한 권 선물하여 잠자기 전에 하나씩 읽어보게 했는데요. 어린 자녀가 있으시다면 성경의 시편 한 편을 읽어주고 기도해주는 것이 자녀의 수면과 텔로미어에 도움이 됩니다. 정해진 시간에 규칙적으로 잠자리에 드는 것도 중요합니다. 성경은 하나님께서는 사랑하는 자에게 잠을 주신다고 합니다.

11) 텔로미어를 길게 하는 음식

텔로미어가 길어지도록 돕는 음식으로는 오메가3가 많이 함유된 해조류나 과일, 채소 등이 있는데요. 피해야 할 음식으로는 탄산음료나 가공육, 알코올이 함유된 음료가 있습니다. 또한 오메가3와 오메가6의 균형이 중요합니다. 오메가3와 6의 비율이 깨진 식재료는 염증 반응을 증가시키면서 텔로미어의 길이를 짧게 합니다. 비타민B군도 중요한데요. 비타민B군이 부족한 경우 호모시스테인이 증가하여 혈관 벽을 공격하게 되고, 이로 인하여 뇌혈관사고의 위험도가 높아지며 이 역시 텔로미어의 길이를 짧게 합니다.[22]

액체 사탕인 과당, 탄산음료는 반드시 피해야 합니다.[23] 개인적으로는 흡연과 비슷한 정도의 위험을 가지고 있다고 생각합니다. 즉 아이들이 콜라를 마시는 것과 아이들이 담배를 피우는 것, 혹은 아이들이 술을 마시는 것의 위험도가 크게 차이 나지 않는다는 연구 결과도 있습니다. 탄산음료 대신 녹차류를 즐기는 것도 좋은 방법입니다. 녹차에 다량 함유된 카테킨 성분이 텔로미어의 길이를 늘여준다고 알려져 있습니다. 또한 좋은 커피 역시 텔로미어를 길게 합니다. 체내 비타민D 수치를 높이면 텔로머라제 농도 역시 높아집니다. 표고버섯, 시금치, 대구 간유(cod oil), 연어, 달걀 등에 비타민D가 많이 함유되어 있는데요. 가장 좋은 비타민D 보충 방법은 태양 빛을 사랑하는 것입니다.[24]

12) 돈이 많으면 텔로미어가 길까요?

물질과 텔로미어의 관계는 연관성이 없습니다. 그러나 교육 수준과는 관계가 있습니다. 교육 수준이 높을수록 텔로미어의 길이가 더 길다는 연구 결과가 있는데요. 우리가 끊임없이 공부해야 하는 이유입니다. 노년에도 글을 쓰고, 시를 읽고, 좋은 가사의 노래를 외우는 것은 노화를 더디게 하는 즐거운 방법입니다.[25]

13) 화학물질 피하고 텔로미어 늘이기

담배, 살충제, 화학염료, 세정제는 우리 일상에서 자주 볼 수 있는 독극물입니다. 또한 우리가 살고 있는 환경이 너무 많이 오염되어서 납, 수은, 알루미늄, 카드뮴, 비소, 다이옥신, 벤젠, PCB 등 수많은 오염물질을 마주하며 살아가고 있는데요. 실제로 환자분들을 검사해보면 다량의 중금속이 검출되기도 합니다. 기능의학 병의원에서는 이런 물질들을 검사하여 해독하는 치료를 하는데요. 병원이 너무 멀다면 땀이 나는 운동, 사우나를 하거나 섬유질이 많은 음식으로 현미, 미강, 숯, 요오드나 비타민C가 많이 함유된 식품 등을 섭취하여 배출을 유도할 수도 있습니다.[26]

14) 임신과 텔로미어

노화는 언제부터 시작될까요?

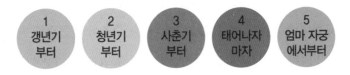

텔로미어의 입장에서 본다면, 정답은 5번, '엄마 자궁에서부터'입니다. 임산부가 먹는 영양소와 스트레스가 태아의 텔로미어에 영향을 주기 때문입니다. 그전에 부모는 자신의 텔로미어의 길이를 태아에게 전달합니다. 난자에 들어있는 염색체 끝에도 텔로미어가 달려있고, 수정될 때 아이는 그 길이의 텔로미어를 그대로 받게 되니까요. 혹 난자를 제공하는 엄마의 텔로미어가 짧다면 태아 역시 짧은 텔로미어를 가지고 발달하게 됩니다. 그래서 엄마의 태교가 매우 중요합니다. 아브라함의 텔로미어가 길어지고 사래의 텔로미어가 길어져서 이삭에게 좋은 텔로미어가 전달되었다고 생각한다면, 아브라함 175세, 사라 127세, 이삭 180세와 같은 그들의 긴 수명이 이해되는 것 같습니다.[27]

그렇다면 자궁 속 태아의 텔로미어에 도움이 되는 방법은 없을까요? 산모가 좋은 단백질을 섭취하고, 코큐텐, 엽산 같은 영양소를 섭취하고, 좋은 요오드가 함유된 신선한 미역을 먹는 것이 도움이 됩니다. 좋은 음악을 듣고, 좋은 시를 읽고, 좋은 생각을 하는 것 역시 좋은 영향을 주겠지요. 흡연과 술, 갖가지 환경 독소를 피하는 것 또한 매우 중요합니다.[28]

15) 텔로미어, 검사해야 하나요?

저는 권하지 않습니다. 제가 얼마나 더 살지 궁금하지 않기 때문입니다. 언젠가 주님께서 부르시면 가면 되지요. 하지만 그렇다고 막 살 수는 없습니다. 저의 생명, 저의 육신은 주님 것이기 때문입니다. 그래서 저는 굳이 텔로미어를 검사하지 않아도 스스로 건강 관리만 잘하면 된다고 생각합니다. 혹, 꼭 검사해보고 싶으시다면 가까운 기능의학 병의원을 찾으시면 됩니다. 그러나 앞 내용들을 꼼꼼히 읽으시고 따라 하시면 텔로미어가 길어질 수 있을 듯합니다. 나의 부모님으로부터 물려받은 텔로미어가 짧다고 해서 절망할 필요도 없습니다. 유전보다는 나의 삶의 환경과 습관이 더 큰 요인으로 작용하기 때문입니다.

> **참조**
> [도서] **유전체 다가온 미래의학** (김경철 저/ MEDIGATENEWS 출판)
> [도서] **빌 앤드루스의 텔로미어의 과학** (빌 앤드루스 저/ 동아시아 출판)
> [도서] **늙지 않는 비밀/The Telomere effect**
>   (엘리자베스 블랙번, 엘리사 에펠 저/ 알에이치코리아 출판)
> [도서] **텔로미어 식단** (이채윤 저/ 아이리치코리아 출판)

16) 내 안의 또 다른 자아 일으키기

저는 신앙인이어서 내 안의 또 다른 나를 일으켜 세우는 것이 때로는 자연스럽고 또 쉬운 일이기도 합니다. 힘이 들지 않는다는 말이나 별것 아니라는 말이 아닙니다. 어렵고 고통스럽지만 불가능하지 않을 근거를 가지고 있다는 의미입니다. 신앙에서 오는 자아 인식입니다. 저는 아침에는 희망적으로 일어나며 기도합니다.

하나님 아버지 오늘도 24시간을 허락하여 주시고, 밤새도록 심장이 잘 뛰게 하시며, 폐도 잘 움직이고 장도 잘 움직여서 건강하게 깨어날 수 있게 하심을 감사합니다. 오늘도 하나님을 사랑하고 이웃을 사랑하는 하루가 되게 해주세요.

그러나 저녁엔 100% 이렇게 기도를 하지요.

하나님 아버지 오늘도 십계명 중 어기지 않은 계명이 하나도 없고, 깨버리지 않은 계명과 언약이 하나도 없으니 어찌합니까?

이러한 날들이 반복되면 제 자신이 너무나 미워집니다. 죄인 중에 괴수라는 표현이 오히려 너무 부족한 표현이라고 느껴집니다. 하지만 이런 때일수록 낙심하여 절망하고 포기하는 대신 내 안의 또 다른 나를 끌어내야 합니다. 그래서 이렇게 고백합니다.

그래도 하나님께서는 나를 택하셨습니다. 죄와 허물로 뒤덮인 나의 모습을 다 아시는 분께서 날 자녀 삼아주셨습니다. 내가 아무리 큰 죄를 지었더라도 독생자 예수님이 베푸시는 죄용서의 능력에는 미칠 수 없습니다. 인간의 죄보다 그분의 사랑이 더 크시고, 그분이 십자가에서 흘리신 보혈의 능력은 나의 죄를 다 덮으십니다. 그러니 나는 또 다시 십자가 앞으로 갑니다. 보혈을 의지하고 그분의 긍휼에 의지하며 그분의 은혜에 나의 삶을 맡깁니다 ….

낙심이 커지고 절망이 깊어질 때, 내 안의 또 다른 나를 일으켜 세워야 합니다. 부정의 자기 속에 숨어있는 긍정의 또 다른 자기를 일으켜야 합니다. 자포자기 대신 십자가 앞으로, 그 분의 은혜 속으로 달려가는 것…, 이 또한 텔로미어를 늘리는 방법 중 하나이고, 하늘에서 맡기신 사명을 감당하는 순종이라 생각합니다. 어쩔 수 없는 나를 하나님께서 어쩔 수 없이 사랑하시는지도 모르겠습니다.

 [도서] **신자는 그래도 제 길을 간다** (정창균 / 설교자하우스)

2. 부신의 기능

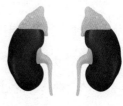

1) 부신

우리 몸에는 콩이나 팥의 모양을 닮았다고 알려져 콩팥으로도 불리는 신장이 2개 있는데요. 그 신장 위에 붙어있어서 부+신장이라 불리는 부신(Ad+renal=아드레날)이 있습니다. 부신에서는 여러 호르몬을 생산하는데요. 깊이에 따라 각각 다른 호르몬을 만들어내고 사람에 따라 차이가 있겠으나 각각 개인별로 부신의 능력치에는 한계가 있습니다.

만약 만성적인 스트레스를 받는다면 그 스트레스에 반응하여 코티졸이라는 스트레스 반응 호르몬을 만들어내는데요. 이 순간 다른 호르몬을 잘 만들어내지는 못합니다. 코티졸을 만들기 위해서 알도스테론과 성호르몬의 전구체인 DHEA도 생산이 되지 않습니다.

한 가장이 있습니다. 작은 토끼라도 잡아서 아내와 아이들에게 저녁 식사 거리를 만들어주고자 하는 마음에 창을 들고 사냥을 나갑니다. 그런데 찾던 토끼는 보이지 않고, 아기 멧돼지와 함께 있는 엄마 멧돼지를 마주쳤습니다. 엄마 돼지 입장에서는 남자를 죽여야 아기 멧돼지가 살 것이니, 남자를 공격하려 준비합니다. 남자는 고민합니다. 도망가야 하나? 아내와 아이들을 위해 싸워야 하나? 이런 긴장과 스트레스의 순간에 남자의 자율신경계 중 교감신경계가 항진되면서 부신에 신호를 전달합니다. 부신은 스트레스 신호에 반응하여 코티졸이라는 스트레스 호르몬과 또 다른 호르몬을 분비합니다. 이 결과 남자의 심장이 빨리 뛰고, 빨라진 혈액은 근력을 강화시킵니다. 눈과 뇌로 가는 혈류량도 증가하여 시력과 집중력이 높아집니다. 또한 폐로 가는 혈액이 많아지고 호흡도 빨라집니다. 대신 위장으로 가는 혈류가 상대적으로 부족해져서 소화는 잘 되지 않겠지요. 또 성호르몬의 전구체인 DHEA는 감소합니다.

DHEA는 부신에서 분비되는 호르몬 중 하나인데요. 과도한 스트레스가 주어지면 코티졸을 생산하는 과정에서 DHEA가 무시되기도 합니다. 이 호르몬 수치가 저하되면 당뇨, 비만, 고지혈증, 심장질환, 관절염, 자가면역질환이 많아지고, 기억력이 떨어지고, 정신 기능이 감소합니다. 노년의 근력과 체질량도 감소하는데요. 그래서 만성적인 과도한 스트레스를 피해야 합니다.

또 DHEA는 성호르몬의 전구체이기 때문에 DHEA가 부족하면 결국 여성의 에스트로겐과 남성 테스토스테론 역시 감소합니다. 아마도 사라의 몸속에선 에스트로겐이 증가했을 것이고, 성호르몬의 전구체인 DHEA도 증가했을 것입니다. 또한 부신의 기능이 살아나면서 균형이 잡히고, 교감 신경계와 부교감신경계의 균형이 맞으면서 자율신경계가 안정화되고 활성화되었을 듯합니다.

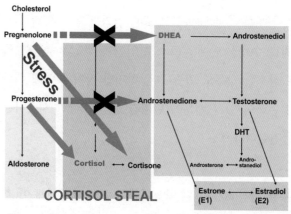

그림 4.7 코티졸 스틸 / 과도한 스트레스시 호르몬 변화 - DHEA, 알도스테론 감소

사라가 이삭을 임신하였을 때 그 부부에게 텔로미어의

변화에 이어 일어난 두 번째 기적적인 생리적 변화는 부신의 기능회복에 따른 에스트로겐과 테스토스테론의 회복과 증가였을 것이라 추측해봅니다. 사라의 몸속에서 난자가 자라나고 분비되려면 난포의 텔로미어가 길어져야 하고, 에스트로겐이 분비되어야 하며, 부신이 그 기능을 다시 회복하면서 여러 호르몬 분비의 균형이 맞춰져야 합니다. 이 과정에서 DHEA가 다시 분비되지 않았을까? 추측해봅니다.

DHEA가 수명은 연장하지 못할지라도 분명히 노년의 많은 질병을 줄여주고 삶의 질은 높여줍니다. 저는 루프스, 류마티스성 관절염, 다발성 경화증 환자분들을 진료하면서 DHEA 섭취를 자주 권하였고 좋은 결과를 얻고 있습니다. 특히 치료 수개월 만에 루프스로 인한 단백뇨와 통증이 극적으로 감소한 경우도 있습니다. 하지만 장기 투여에 대한 안정성 논란이 있기 때문에 단기간 동안 소량만 사용하는 것이 안전합니다.[29]

아무튼 완경(폐경)이 된 여성이나 노년의 남성에게 이 호르몬 수치를 확인하고 부족한 경우에는 DHEA를 투여하고 있는데요. 저의 경험으로는 70세가 되면 대부분 부족한 결과를 얻었습니다.

2) 부신의 기능 회복과 그 결과

우리나라 여성은 50대를 전후로 대부분 완경이 됩니다. 완경이란 월경, 생리의 중단을 뜻하는데요. 3~40대에 조기 완경 되는 분도 있고 50대 후반까지 생리가 지속되는 분도 있습니다. 대부분 50세 전후로 1년 동안 생리가 없으면 완경이라 생각합니다.

생리를 중심으로 생각해보면 여성은 3단계의 인생을 살아갑니다. 태어나서 생리 전까지가 1단계, 생리가 시작하여 중단되는 가임기가 2단계, 그리고 완경 이후의 노년기가 3단계입니다. 여성의 평균 수명이 85세 정도 되니, 완경 이후 35년이라는 오랜 시간을 노년으로 살아야 합니다. 그러므로 이 시기에 대한 건강 정보를 확보하고 실천하여 강건하게 노년기를 보내시면 좋겠습니다.

완경이 가까이 오면 대부분의 여성은 에스트로겐이 불충분하게 되거나 배란을 위해 준비된 난포들이 소실되어 갑니다. 학자들은 여성의 몸에는 출생 시 약 100만 개의 난자가 있다고 보고합니다. 사춘기가 되면 약 1/3로 감소하고, 이 중에 약 400개 정도만 여성의 난소에서 성숙하는데요. 50세 완경이 되면 거의 남아있지 않거나 위축됩니다.

완경이 가까이 오면 여러 호르몬의 부족이 발생하고, 이에 따른 다양한 증상들이 나타납니다. 부신에서의 에스트로겐 등이 감소합니다.

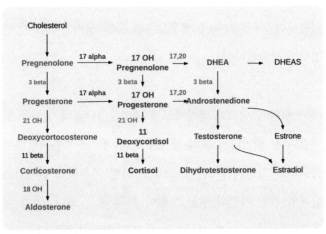

그림 4.8 부신 호르몬표

에스토로겐 부족으로 인한 완경의 증상으로는 말초혈관 확장으로 인한 안면홍조, 피부 온도 상승으로 피부가 붉어지는 것이 대표적인데요. 수초에서 수분까지 뜨거워지고 오한이 들기도 합니다. 또한 두통, 현기증, 심장박동의 증가 등이 발생합니다. 이러한 완경 증상이 너무 힘들어서 대부분의 여성들이 호르몬 치료를 받고 있습니다. 혈관 불안정으로 인하여 두통이 발생하고, 에스트로겐 부족으로 인해 질 내벽이 얇아져서 위축성 질염이 발생하기도 합니다. 방

현대인을 위한 기능의학 건강관리 실용편

어려 감소로 인한 방광염, 혈액순환 문제로 수족 냉증, 혈관 문제로 인한 건망증, 깜빡거림, 집중력 감소 등의 증상이 나타기도 합니다.

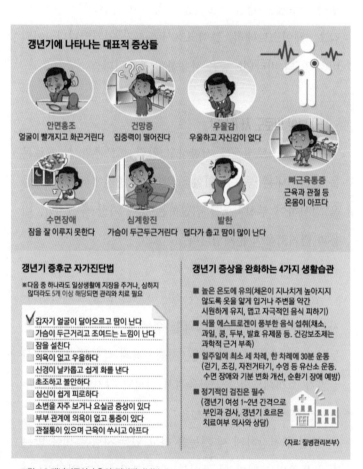

갱년기에 나타나는 대표적 증상들

안면홍조
얼굴이 빨개지고 화끈거린다

건망증
집중력이 떨어진다

우울감
우울하고 자신감이 없다

수면장애
잠을 잘 이루지 못한다

심계항진
가슴이 두근두근거린다

발한
덥다가 춥고 땀이 많이 난다

뼈근육통증
근육과 관절 등
온몸이 아프다

갱년기 증후군 자가진단법

※다음 중 하나라도 일상생활에 지장을 주거나, 심하지
않더라도 5개 이상 해당되면 관리와 치료 필요

- ✔ 갑자기 얼굴이 달아오르고 땀이 난다
- ☐ 가슴이 두근거리고 조여드는 느낌이 난다
- ☐ 잠을 설친다
- ☐ 의욕이 없고 우울하다
- ☐ 신경이 날카롭고 쉽게 화를 낸다
- ☐ 초조하고 불안하다
- ☐ 심신이 쉽게 피로하다
- ☐ 소변을 자주 보거나 요실금 증상이 있다
- ☐ 부부 관계에 의욕이 없고 통증이 있다
- ☐ 관절통이 있으며 근육이 쑤시고 아프다

갱년기 증상을 완화하는 4가지 생활습관

- 높은 온도에 유의(체온이 지나치게 높아지지 않도록 옷을 얇게 입거나 주변을 약간 시원하게 유지, 맵고 자극적인 음식 피하기)
- 식물 에스트로겐이 풍부한 음식 섭취(채소, 과일, 콩, 두부, 발효 유제품 등. 건강보조제는 과학적 근거 부족)
- 일주일에 최소 세 차례, 한 차례에 30분 운동 (걷기, 조깅, 자전거타기, 수영 등 유산소 운동. 수면 장애와 기분 변화 개선, 순환기 장애 예방)
- 정기적인 검진은 필수 (갱년기 여성 1~2년 간격으로 부인과 검사, 갱년기 호르몬 치료여부 의사와 상담)

⟨자료: 질병관리본부⟩

그림 4.9 갱년기증상 / 출처:질병관리본부

호르몬 치료를 시도해보았으나, 처방하는 에스트로겐의 치료 양이 점점 줄어들어 갑니다. 유방암 등의 문제가 발생하기 때문인데요. 이 때문에 점차 기능의학적인 치료에 많은 관심이 가고 있습니다. 기능의학에서는 건망증과 수족냉증 치료에 은행잎 추출물을 사용하고, 홍조 치료엔 당귀, 감초, 체이스트베리, 블랙코호시(승마)가 인기입니다. 이외 비타민C와 비타민E 등을 사용하기도 합니다.

3) 부신 피로도 자가진단

부신은 스트레스를 저항하고 활력 호르몬과 성 호르몬을 만들어내는 중요한 역할을 합니다. 병원에서 코티졸 등을 검사하여 부신피로를 진단하는 것이 가장 좋겠지만, 비용과 번거로움이 문제입니다.

집에서 부신피로를 자가 진단하는 방법을 소개합니다. 자가진단 결과가 100% 정확할 수는 없으나, 비교적 맞는 듯합니다. 저와 아내의 경우, 자율신경계 검사와 혈액 검사 결과가 소개해드릴 동공반응검사 결과와 일치했습니다.(161쪽 부신 기능 자가진단하기 참조)

부신이 건강하게 제 기능을 하고 있는 사람은 빛을 받는 순간 동공의 크기가 확 줄어든 채로 크기를 유지합니다. 반

〈부신 기능 자가진단하기〉

1. 어두운 방에 들어가 거울 앞에 선다.
2. 핸드폰 불을 켤 준비를 하고 실내등을 소등한다.
3. 어둠 속에서 동공이 빛을 찾아 크기가 커지길 기다린다.
   (어둠이 익숙해지면 동공이 커지는 것은 자연스러운 현상입니다)
4. 핸드폰 조명을 눈 가까이에서 켠다.

면 부신 기능이 떨어지는 사람은 빛을 받은 순간 줄어든 동공이 다시 커지거나, 줄어든 채로 고정되지 못하고 커졌다 작아졌다를 반복하며 떨리는 것을 볼 수 있습니다.

딸 아이와 저는 동공이 작아진 후 그대로 고정되어 부신이 건강하게 제 기능을 하고 있다고 볼 수 있었지만, 아내는 눈동자가 다시 커지고 작아지는 것을 반복하며 떨고 있었습니다. 아내에게 더 잘 해주어야겠네요. 부신피로에 도움이 되는 감초, DHEA, 인삼, 홍삼, 도라지를 구해서 먹게 해야 하겠습니다.

― 유튜브 "닥터 까막눈" ―

"집에서 쉽게 부신피로 진단하는 법"

3. 멜라토닌의 기능

1) 멜라토닌의 발견

완경이 되면 에스트로겐이 부족해지는데요. 의사들은 에스트로겐과 같은 호르몬 치료는 유방암 발생을 증가시키는 문제로 치료가 점점 곤란해지고 있었습니다. 그래서 전구체인 DHEA를 투여하는 방식이나 에스트로겐과 비슷한 구조의 유사 에스트로겐(승마)을 사용하기도 하였는데, 그러다가 발견한 것이 멜라토닌입니다.

멜라토닌은 두뇌 깊숙한 곳에 있는 송과선에서 만들어집니다. 송과선은 그 모양이 솔방울을 닮았다고 해서 붙여진 이름입니다. 고대 그리스인들은 이 송과선에 제3의 눈이 있을 거라 생각하기도 했고, 영혼의 집일 거라 생각하기도 했습니다. 이 송과선이 활성화되면 정신은 무한한 자유를 얻게 되고, 지혜를 얻게 될 것으로 기대하기도 했습니다. 현대의학에서는 송과선에서 멜라토닌이 분비되는 것으로

현대인을 위한 기능의학 건강관리 실용편

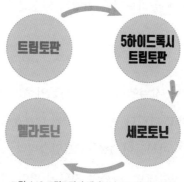

그림 4.10 트립토판이 멜라토닌으로 변하는 과정

밝혀졌습니다.

표에 나와 있는 것처럼 트립토판이라는 아미노산이 공급되면 이후 멜라토닌까지 생성됩니다. 멜라토닌은 잠들어 있는 기간과 깨어 있는 기간을 조절합니다. 낮 시간에 태양을 많이 받고, 저녁 시간에 빛이 없는 어둠에 있게 되면 잘 분비됩니다. 어두움이 멜라토닌의 분비를 자극하기 때문에 저는 수면안대 사용을 적극 권하고 있습니다. 멜라토닌은 항산화 효과도 있고, 깊은 수면에 유익하며, 생쥐실험 결과 멜라토닌을 섭취한 쥐가 더 오래 살았습니다. 저는 특정한 암 환자들에게 멜라토닌 고용량을 권하고 있습니다. 암 치료에도 도움이 되기 때문입니다. 멜라토닌은 부족한 에스트로겐을 활성화 시켜줍니다. 에스트로겐의 기능이 좋아지겠지요. 이 때문에 멜라토닌은 완경의 여성들에게 큰 도움이 됩니다.

어떤 사회나 지역에서는 여성분들이 갱년기 증상을 잘 느끼지 못한다고 합니다. 반면 서구의 대부분에서는 갱년기 증상으로 많은 여성들이 고생하고 있습니다. 그 통계의 차이가 너무 극심한데요. 사회와 지역에 따라 갱년기 증상이 달라지는 데는 많은 이유가 있습니다. 그 중 2가지만 언급하고자 합니다.[30]

하나는 여성의 여성성을 강조하는 사회입니다. 연구 결과 여성성과 그 기능을 강조하는 사회에서는 여성들의 갱년기 증상이 더 심하고, 노화에 강하게 저항합니다. 반면 노화를 자연스럽게 여기는 사회, 노인이 존경받는 사회에서는 갱년기 증상이 거의 없기도 합니다. 사회 정서적인 요인이 많이 좌우할 듯합니다. 또 다른 하나는 바로 멜라토닌의 분비인데요. 멜라토닌 분비가 줄어들지 않으면, 비록 에스트로겐이 부족하더라도 증상을 잘 느끼지 못합니다. 그러니 멜라토닌 분비는 갱년기 여성에게 아주 중요한 부분입니다.

멜라토닌 분비를 돕기 위해서는 비타민C, 비타민E, 은행잎 제제와 DHEA를 투여할 수 있고, 1~3mg의 멜라토닌을 투여하는 방법도 있습니다. 그러나 보다 안전한 방법을 택한다면, 부작용이 훨씬 덜한 트립토판이나 5HT를 투여하거나, 음식으로 복용하는 방식이 더 좋다고 생각합니다. 낮에 태양 아래 서 있다가, 밤에 올리브유 한 잔을 마시고, 수면안대를 하고, 핸드폰이나 노트북에서 나오는 청색광을 피하면 멜라토닌 분비가 많아집니다.

 참조 [도서] **건강과 치유의 비밀** (안드레아스 모리츠 저 / 에디터 출판), p.213

- 유튜브 "닥터 까막눈" -

"불면증 #2: 멜라토닌(Melatonin) 먹을까? 말까? (기능의학, 영양의학)"

2) 우울증과 항우울제

트립토판이 멜라토닌으로 바뀌는 과정은 이렇습니다. 트립토판(바나나, 달걀, 생선, 시금치, 콩, 피스타치오, 치즈, 견과류, 닭고기, 이견이 있는 올리브유 등 트립토판을 많이 함유한 것으로 추정되는 음식들) → 5하이드록시트립토판 → 세로토닌 → 멜

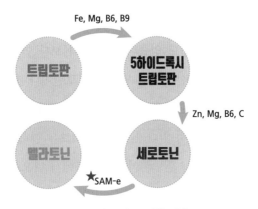

Fe, Mg, B6, B9

트립토판

5하이드록시
트립토판

Zn, Mg, B6, C

멜라토닌

세로토닌

★SAM-e

그림 4.11 트립토판이 멜라토닌으로 변하는 과정2

라토닌 (165쪽 그림 참조)

　우울증이나 불면증이 심한 경우 의사들은 세로토닌과
관계된 SSRI라는 항우울제를 처방합니다. SSRI는 항우울
작용이 있는 신경전달물질인 세로토닌의 재흡수를 선택적
으로 억제하여, 우울증 외에 공황장애 등 불안 장애에 이용
됩니다.

　기능의학 의사인 저는 텔로미어 때문에 세로토닌 관련
약물을 극히 조심하여 사용하거나 거의 사용하지 않습니다.
우울증이 있는 사람에게 항우울제를 투여하면 텔로머라제
의 농도가 높아지는 데요. 텔로머라제의 농도가 너무 높아
지면 우울증이 더 심해지기 때문입니다.

　　　　　현대인을 위한 기능의학 건강관리 실용편

텔로머라제로 인해 발생되는 암의 경우에도 텔로머라제의 농도가 일정량으로 유지되어야 하고, 일정량을 초과하면 안되는데요. 우울증의 경우에도 비슷합니다. 세포가 텔로미어 단축에 반응하여 텔로머라제를 더 많이 생산할 것이라 추정합니다. 체내에 줄어든 텔로미어를 복구하려는 노력일지도 모르겠습니다. 이런 경우 항우울제를 처방하면 오히려 약에 의존하게 되고 증상은 더 악화될 수도 있겠다고 추측해봅니다. 그래서 저는 정말 어쩔 수 없는 경우를 제외하고는 트립토판이 풍부하게 함유되어 있는 음식이나 트립토판 보충제, 5하이드록시트립토판, 멜라토닌을 복합적으로 동시 사용하여 치료하려 합니다.[31]

3) 송과체

저는 시골의 작은 병의원에 있다 보니 환자들이 내원할 때는 대형 병원에서 X-ray, CT, MRI 검진 결과를 가지고 옵니다. 종종 관상 동맥에 석회가 있기도 하고, 멜라토닌이 분비되는 송과체에 석회가 있기도 합니다. 석회가 있다는 말은 칼슘이 침착되었다는 의미인데요. 칼슘은 뼈에 있어야 하는데 칼슘을 뼈까지 이동할 수 있게 도와주는 친구들이 칼슘을 뼈까지 데리고 가지 못하고, 혈관이나 다른 조직에 방치한 것입니다. 상식적으로 간세포는 간에 있어야 하고,

장 세포는 장에 있어야 하는데요. 만약 장 세포가 위에 있다면 문제이지요. 장 세포가 위에 있으면 장상피화생이라고 하고, 이것은 위암의 위험도를 높힙니다. 모두가 자기 자리, 자기 위치에 있어야 한다는 말입니다. 그런데 칼슘이 자기 자리가 아닌 다른 자리에 있으니 문제입니다. 송과체에 칼슘이 자리 잡으면 멜라토닌 생성이 감소합니다. 그리고 에스트로겐이 활성화되지 않습니다. 더불어 깊은 수면에 장애가 발생합니다.

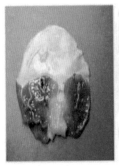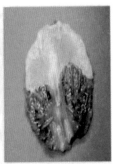

그림 4.12 송과체에 불소가 가득한 모습

사람은 얼마 정도 잘까요? 1세 아이는 약 14시간, 5세는 12시간, 성인은 7시간 전후를 자야 한다고 생각합니다. 그리고 에스트로겐 문제로 남성보다는 여성이 좀 더 자야 하는 것으로 생각됩니다. 나이가 들어갈수록 수면 요구량도 감소하고 수면의 질도 나빠지는데요. 멜라토닌의 부족, 송과체의 석회화 등이 그 이유 중 하나입니다. 저는 의과대학 시절이나 응급실 등에서 수련을 받을 때 절대 수면 시간이 부족하였습니다. 아마도 저의 텔로미어가 그 시절 많이 줄어들어서 수명이 짧을지도 모르겠습니다.

하나님은 왜 수면 시간을 주셨을까요? 잠을 자는 시간이 너무 아까운데, 로봇처럼 계속 일하면 안되었을까요? 그러나 수면 시간은 허비하는 시간이 아닙니다. 수면을 하는 동안 우리는 낮의 기억들을 정리하고, 활동 중에 발생한 노폐물들을 정리합니다. 다음 하루를 준비하는 기간이기도 합니다.

우리가 잠을 잘 때 눈동자가 빨리 움직이는 일정 시간들이 있습니다. 눈동자가 빨리 움직이는 기간을 '렘수면'이라 하는데요. 조금 괴상한 실험이 있었습니다. 잠자는 사람을 렘수면 시간에 맞춰 깨워본 것인데요. 렘수면 시간에 깨우는 일을 1주일간 계속하니, 이 실험 대상자는 흥분, 불안, 식욕 감퇴, 우울 등을 호소하였습니다. 렘수면 박탈이 위험하다는 것을 알 수 있는데요. 전쟁 중 시행하는 고문에 잠을 자지 못하게 하는 고문도 있습니다. 눈앞에 밝은 불을 켜 두어서 멜라토닌 생성이 안되게 하는 고문도 있습니다. 자녀

들에게 일찍 자라고 하는 이유도 여기에 있습니다.[32]

송과체에 불시착한 칼슘은 자기 친구를 불러옵니다. 그 악한 친구는 불소인데요. 송과체에 칼슘과 불소가 자리를 잡으면 송과체는 급속히 그 기능을 잃고 멜라토닌이 감소하게 됩니다. 이를 해결할 수 있는 마땅한 치료법이 있을까요? 저의 졸저 "기능의학 건강관리 20주제" 요오드 편에 그 답이 있습니다. 불소, 염소, 브롬, 요오드는 모두 방향족 원소이기에 서로 경쟁적으로 자리를 차지하려 합니다. 쉽게 말하면 요오드가 많이 들어가면 불소가 자리에서 밀려난다는 것인데요. 그러니 노년에 송과체에 칼슘이 있거나, 혹은 관상 동맥에 석회가 있을 때, 검사를 하여 요오드 부족, 불소의 과잉이 확인 된다면, 요오드를 투여하고 있습니다. 불소를 피하는 방법으로는 불소치약을 피하면 될 듯하고요. 요오드는 미역, 김, 다시마 등에 많이 있습니다.

갱년기 장애, 불면증, 관상동맥 석회화 등에도 미역국 먹으면 좋겠지요. 옛 선조들 역시 임산부에게 미역국을 먹였는데요. 지혜로운 식단이었다고 생각합니다. 요오드의 섭취는 불소를 몰아내어 송과체가 활성화되고 멜라토닌이 잘 분비되게 합니다.

수면

　대학에 다니고 있는 아이가 조별 과제를 수행한다고 합니다. 언제냐고 물었더니 자정이라고 합니다. 저희 때와는 세상이 변했습니다. 자정이면 잠을 자야 하는데요. 다른 조원들이 알바 끝나는 시간 피하고, 코로나 시국에 각자 자기 나라로 돌아가 다양한 국가에 머물고 있는 조원들의 시차를 고려하여 시간을 정했다고 하더군요.

　수면은 버리는 시간이 아닙니다. 낮에 쌓인 여러 노폐물을 제거하는 시간이기 때문에 해독, 정화, 복구의 시간입니다. 저 역시 인턴, 레지던트 기간 동안 일주일에 몇 시간 제대로 자지도 못하고, 살인적인 근무 시간을 견딘 적이 있는데요. 몇 일 잠을 못 자면 머리 속에 열이 올라가더군요. 점점 두개골 속이 뜨거워지는 것을 느낍니다. 나중엔 열 받은 컴퓨터처럼 생각이 멈춰버려서 이러다 죽겠다는 생각이 자주 들었습니다. 그래서 틈만 나면 졸았고, 저 같은 인턴들은 '잠충이', '잠신'이라고 불렸습니다. 그 몇 년 동안 저의 수명은 수십 년 감소했을 듯합니다. 제가 만약 치매가 온다면 그때의 수면 박탈이 원인이지 않을까요? 1주일에 100시간이 넘는 살인적인 근무시간은 없어져야 한다고 생각합니다.

우리는 잘 자야 합니다. 닥터 까막눈이 아이들에게 권장하는 수면법은 이렇습니다.

- 성장 호르몬이 나오는 시간대를 고려하여 10시 이전에 잠들 것
- 수면안대와 암막 커튼을 사용하여 잠자는 동안 망막에 빛이 들어오지 않도록 어둡게 할 것
- 운동과 산책 등, 낮 시간의 활동량을 높일 것
- 잠들기 3시간 이내엔 먹지 말 것
- 잠이 오지 않는다면 미지근한 물로 샤워 할 것
- 잠이 오지 않는다면 수면제 대신 멜라토닌을 먹어볼 것
- 트립토판도 먹어볼 것
- 마그네슘도 먹어볼 것
- 변비가 있다면, 마그밀을 먹어볼 것
- 불면의 원인인 핸드폰 블루 라이트를 멀리할 것

어른들도 예외는 아닙니다. 성장 호르몬을 기대할 수는 없지만, 1번을 제외한 다른 수면법들은 모두에게 도움이 됩니다. 특히 나이가 들수록 멜라토닌과 트립토판, 마그네슘 등의 수치가 떨어지기 때문에 멜라토닌과 트립토판 같은 물질 복용을 권합니다. 저 역시 매일 잠자리에 들기 전 트립토

판을 먹고 있고, 간혹 멜라토닌도 먹고 있습니다. 좋은 잠을 위해 건강한 수면법을 하나씩 실천해 보시도록 권합니다.

4) 세로토닌과 멜라토닌 그리고 장

우울증과 불안증 증상이 있는 환자분들께 대부분 세로토닌과 관련된 약을 처방합니다. SSRI라는 세로토닌 재흡수 차단 약물인데요. 약물 의존성 같은 부작용이 걱정되기도 합니다. 그래서 저는 초기 경한 우울증에는 트립토판과 같은 아미노산을 권하고 있습니다. 그런데 세로토닌의 80%는 장에서 만들어집니다. 정확히는 장의 유익균들이 만들어 냅니다. 그러니 우울증과 불안증, 불면증, 더 나아가 갱년기 장애, 노년의 다양한 증상에도 장 유익균을 생육하고 번성하게 하는 것이 필요합니다. 그래서 섬유질이 많은 음식, 된장, 청국장, 낫토, 유산균, 잘 발효된 김치 등을 권하고 있습니다.

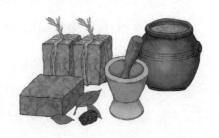

4. 소화 기능

1) 무산증과 저산증

노년이 되면 위에서 분비하는 위산이 감소합니다. 위산 과다가 아닌 오히려 위산부족, 저산증 무산증이 생기는 경우도 있습니다. 저는 환자가 소화장애나 역류성 식도염 등을 호소하면 위산을 검사하는데요. 노년의 50% 이상이 저산증입니다. 어떤 자료는 90% 이상이 저산증이라고 말하기도 합니다. 저산증과 헬리코박터균과 관련이 있어서 함께 검사하는데요. 헬리코 양성이셨던 분들은 대부분 저산증이었습니다.[33] 저산증을 치료하는 방법은 생각보다 간단합니다. 산이 부족하니 산을 공급하면 되는데요. 제가 제일 추천하는 산은 식초입니다. 이 중에서도 감식초를 권하고 있습니다. 저의 유튜브 "닥터 까막눈"에 감식초 복용법이라는 영상을 올려 두었습니다. 참고하세요.

식초 복용 이외의 위산 보충 법에는 베타인 염산염 HCL

현대인을 위한 기능의학 건강관리 실용편

600mg를 복용하기도 하고, DGL이라는 글리시리진을 제거한 감초를 투여하기도 합니다. 이 DGL은 위와 장세포의 방어력을 높이고 혈액 공급도 개선하기 때문인데요. 헬리코박터가 있는 저산증의 경우에는, '비스무스'라는 천연 미네랄을 사용하기도 합니다.

저산증을 치료하지 못하면, 음식물의 나쁜 유해균이나 악한 성분이 그대로 장으로 넘어가서 유해균을 돕고, 상대적으로 유익균이 감소합니다. 그리고 이것은 세로토닌의 생산 부족을 만들고, 세로토닌의 생산부족은 우울증과 불안증, 수면 문제를 만듭니다. 멜라토닌으로 전환이 안되기 때문에 불면과 에스트로겐 활성화가 진행되지 않습니다. 결국 인체는 다 하나로 묶여 있습니다.[34]

2) 감식초 이야기

어렸을 때 티비를 보면 위장약 광고가 많았던 기억이 있습니다. 지금 생각해보면 광고 속 위장약의 대부분은 제산제였습니다. 대부분의 사람들은 속이 쓰리면 자연스럽게 위산을 제거하는 약을 찾았던 것 같습니다. 하지만 훗날 기능의학을 공부하면서 오랜 기간 위장 장애를 가지고 계시던 분들이 식초를 사용하여 스스로 증상을 완화시킨 사례를 많이 보게 되었습니다.

"위장 장애가 왜 산으로 치료가 될까? 제산이 아니라 오히려 산을 추가한다고?"

저와 제 가족, 지인들의 위산 검사를 시작했고, 위에 산이 많은 경우보다 오히려 부족한 경우가 더 많다는 것을 알게 되었습니다. 기능의학 선배님들의 강의를 다시 떠올려보니 몇몇의 선각자님들은 이미 산을 치료제로 사용하셨더군요. 환자분의 위산을 검사하고 치료하면서, 집에서도 쉽게 사용할 산을 찾으며 여러 식초를 사용해보았는데요. 제가 찾은 가장 효과 좋고, 가성비도 좋은 식초는 감식초였습니다. 위산 저하의 경우, 감식초를 오이냉국 정도의 농도로 희석하여 종이컵의 2/3 정도로 만들어 식전에 반, 식후에 반을 마시는 방법으로 많은 환자분들이 놀라운 치료 효과를 보았습니다. 수십 년 된 위장 장애가 해결되기도 했고, 난치성 빈혈이 해결되는 경우도 있었으며, 류마티스 관절염이 해결되는 경우도 있었습니다.

그러니 한 번쯤 확인해 보시기를 권합니다. 과연 나는 위산부족인가? 위산과다인가? 50대가 넘어가면 대부분의 사람들이 위산 분비가 줄어들게 됩니다. 60세 이상이신 분들은 앞서 소개한 방법으로 감식초를 복용하시면 대부분 증상의 호전이 나타날 듯합니다.

나는 위산 과다일까? 위산 부족일까?
– 주스 한잔으로 위산 과다와 부족 진단하기

일본의 경우 50세 이상의 40%가, 미국의 경우엔 60세 이상의 30%가 위산저하입니다. 나이가 많을수록, 스트레스가 많을수록, 부신피로가 많을수록 위산저하가 많습니다. 또한 살아오는 동안 제산제를 많이 사용한 경우나 헬리코박터에 감염된 사람, 탄수화물 위주의 식단과 지속적인 과식, 탄산음료를 즐기는 사람들에게서 위산저하를 많이 찾아볼 수 있습니다.

속쓰림은 위산 부족에도, 위산 과다에도 발현하는 증상입니다. 위산 저하가 있으면 식도와 위 사이에 있는 괄약근이 긴장을 풀어서 약해집니다. 이때 위산이 역류하면서 속쓰림이 발생하게 되는 것인데요. 통증을 호소하며 병원을 찾아오면 펩시노겐 검사를 통해 위산과다와 위산부족을 가려냅니다. 하지만 병원까지 오는데 시간과 비용 문제가 있죠.

나는 위산 과다일까? 위산 부족일까? 집에서 진단할 수 있는 간단한 방법이 있는데요. 속쓰림이 있을 때, 산도 2~3 정도의 신선한 레몬주스를 마셔보는 것입니다. 위산 부족인 경우에는 위에 산성을 공급하는 레몬주스가 들어가면 속쓰림이 편해지고, 위산 과다인 경우에는 증상이 없어지지 않거나, 오히려 더 심해집니다. 초밥이나 냉면 등과 같은 찬 음식을 먹고 설사를 하는 경우도 위산 저하를 의심해볼 수 있습니다! 집에서 간단한 방법으로 위산저하를 진단해보세요.

- 유튜브 "닥터 까막눈" -

"#35 위산부족? 위산과다? 알쏭달쏭 할 때"

3) 헬리코박터 이야기

헬리코박터의 모든 것 – '헬리코박터 파일로리'의 고백

안녕하세요! 저는 '헬리코'라는 애칭으로 불리우는 '헬리코박터 파일로리'라는 세균입니다.

제 이름엔 몇 가지 뜻이 있는데요 먼저 '헬리코'는 나선형 즉 나사 모양이란 뜻이고 '박터'는 박테리아의 줄임말입니다. 그리고 '파일로리'는 위(胃)의 아래 부위를 의미합니다. 결국 저는 위의 아래 부분에 사는 스크류 바처럼 생긴 박테리아입니다. 균들 중에서 키가 큰 편이라 약 3마이크로미터나 됩니다.

저는 숙주로 사람의 위를 무척 좋아합니다. 또 전 파 능력이 뛰어나 이미 전 세계 절반 이상의 사 람들의 위 속에 살고 있습니다. 사실 위(胃) 속 은 산도가 심하면 PH 1까지도 내려가는 강산 인데요 이 정도라면 쇠도 녹아 내릴 텐데요. 그 래서 대부분의 균들은 위 속에서 살지 못합니다. 하 지만 저희에겐 이런 악조건 속에서도 살아남는 특별한 비결이 있지요. 저희가 살아남을 수 있는 비결은 바로 제 몸속에 있는 암모니아를 만드는 효소입니다. 저희는 이 효소가 다른 세균에 비해 1,000배는 많습니다. 암모니아는 알칼리성을 띠어서 위 속 의 강한 위산을 중화하기 때문에 저희들은 생존이 가능합니다.

저희가 숙주로 삼는 사람들은 대부분 10살도 안된 어린이 들입니다. 숙주의 위 속으로 들어가 저희 키의 1,000배나 되는 두터운 점액층을 파고 들어갑니다. 저희 몸이 나사처럼 생겨서 회전하면 쉽게 들어가집니다. 한번 들어가면 숙주가 죽을 때까 지 자손을 번식하며 부흥합니다.

저희 사촌들은 고양이, 원숭이, 족제비 등의 위(胃)에도 살고 있습니다. 그러니 고양이가 예쁘다고 뽀뽀하는 순간 저희는 이 동이 가능합니다. 고양이에게 갔다가 다시 사람에게도 가고…

요즘 여행이 자유스러워져서 행복합니다.

사실 저희는 위(胃) 점액층 아래에 꽁꽁 숨어서 잘살고 있었는데요 1983년 호주의 의사이신 로빈 워렌과 배리 마셜 박사님이 저희를 발견했습니다. 저희들을 발견한 공로로 2005년에 두 분의 박사님은 노벨의학상을 수상하셨구요.

균 하나 발견했을 뿐인데 큰 상을 받은 이유는 사실은 저희가 위궤양, 위축성 위염, 위암 등의 원인이기 때문입니다. 한국의 위암 발생률은 전 세계 1등인데요. 위암 환자 중 저희 헬리코가 양성인 사람은 98%나 된다고 하니까 저희도 무죄하다고 변명하지는 않겠습니다. 일본도 위암 발병률이 높은데요. 일본인위암 환자 중 헬리코박터 균이 없는 사람은 0.4%밖에 되지 않는다는 통계가 있으니 이 또한 변명할 여지가 없네요.

고양이에게 뽀뽀하는 것 이외에도 치아가 덜 자란 아이에게입으로 씹어서 음식을 넘겨주는 경우도 저희는 여행이 가능합니다. 간혹 분변이라는 정거장에 한동안 숨어있다가 밭에 뿌려진 분변을 통하여 숙주의 위로 여행하기도 합니다. 오염된 우물이나 일부 오염된 약수터도 종종 이용하고 있습니다.

같은 식탁에서 찌개나 반찬을 먹는 것으로는 솔직히 쉽지 않지만, 성공했다는 이야기는 있더군요. 저희를 막으려면 손을잘 씻고, 우물과 약수터 물을 조심하고, 동물과의 뽀뽀를 조심하면 되겠지요. 그리고 특이한 친구들은 치아 치석에 거주하기도 합니다.

사람들은 저희를 죽이려고 3~4가지 종류의 약물을 1~2주 정도 투약하지만, 1차 치료에 저희들은 20%가량 살아남고, 2차, 3차, 4차 공습에도 끈질기게 살아남기도 합니다. 그리고 고양이로부터, 배우자로부터 여러 경로로 이동할 수 있으니 저희를 완전히 박멸하기는 쉽지 않을 듯합니다.

최근 저희에게 여러 흉흉한 소식이 들려오는데요. 저희를 박멸시키기 위해 부부가 함께 검사 치료를 하고, 고양이도 치료하고, 치석 제거와 약수물 먹지 않는 것까지... 점점 생존하기 힘들어지는 것 같아요. 특히 기능의학이라는 무서운 학문이 등장해서 위산 저하를 치료하고 버버린과 같은 자연 물질, 소화효소, 췌장효소 등을 다른 치료와 함께 사용하니 헬리코박터들의 세계는 더 힘들어지고 있습니다. 암을 일으켜 숙주를 죽게 하지는 말자고 말렸어야 하는데, 어느덧 정체가 드러나고 이젠 피할 수 없이 공격 받는 존재가 되어 너무 아쉽습니다.

친구 오기창 원장이 써준 글을 일부 각색하였습니다. 오 원장은 저와 함께 병원을 운영하는 내과 전문의 이며, "내과의사 사이먼"이라는 유명 유튜브를 하고 있습니다.

4) 췌장 기능 부전

우리가 음식을 먹기 전 음식을 눈으로 보고 손으로 만지고 향을 맡는 과정에서 위산이 분비되고 침이 나옵니다. 소화를 준비하는 것인데요. 음식을 준비하는 동안 눈으로, 코로, 손으로 먼저 먹은 것과 다름이 없습니다.

이다음 단계로 입 안에서는 잘 저작해야 합니다. 대충 씹고 삼켜버리면 입 안에서 아밀라제 등이 덜 나오게 되고, 잘 분쇄되지도 않습니다. 자기가 분담해야 할 일에 불성실한 것이지요. 그러면 위와 췌장 등이 감당해야 할 일이 많아집니다. 이런 상황에서 위에서 위산까지 분비가 잘 되지 않아 제대로 일하지 못하면, 췌장이 할 일은 더 많아지겠지요. 그리고 췌장에게 계속 많은 일을 시키면 췌장도 파업을 하는데요. 이것이 바로 췌장 기능 부전입니다.

췌장 기능 부전이 되면 소화 불량, 흡수 안됨, 영양 부족, 복부 불쾌감, 복통, 가스 등의 증상이 일어나기도 하고, 먹었던 음식이 소화되지 않고 그대로 배출되는 일도 발생합니다. 또한 각종 음식물의 알러지가 발생합니다. 간혹 IGG4라는 만성 음식물 알러지 검사를 해보면, 너무나 많은 종류의 음식에 알러지 반응 결과가 나와서 먹을 수 있는 음식이 거의 없는 경우도 있습니다. 이러한 경우는 유익균이 제 기능을 잘 하지 못할 것이고, 세로토닌이 없으니 불안증이나 공황장애가 발생하기도 합니다. 그래서 공황장애 환자들을 치료할 때는 장도 함께 치료합니다.

음식을 직접 조리하세요. 만지고, 냄새 맡고, 눈으로 보고, 요리되는 소리도 듣고… 그리고 천천히 다작하세요, 그냥 삼키면 치아의 직무 유기입니다. 췌장에게 책임을 전가한 것입니다. 그냥 삼키려면 차라리 굶으시는 것도 좋습니다. 단식을 권하기도 하는데요. 때때로 위와 장을 쉬게 하는 것도 좋습니다.

위산을 검사해서 위산이 부족하다면 저산증 치료를 권하고, 혹 헬리코박터 검사를 해서 있다면 제균하시길 권합니다. 그리고 돼지 췌장 등으로 만든 췌장 효소, '판크레아틴'을 치료제로 사용합니다. 단, 구체적인 복용법은 사람에 따라 다르기 때문에 기능의학 의사와 상담하셔야 합니다.

저는 환자분들께 뉴질랜드와 같이 비교적 공해가 적은 곳에서 풀 먹고 자란 돼지나 양의 췌장을 동결 건조하여 만든 췌장 효소를 추천하고 있습니다. 즉, 췌장 효소 복용과 식이 종류와 습관을 잘 관리하면 불안증과 공황장애, 우울증, 불면, 불임, 갱년기 장애가 치료됩니다. 노년의 삶의 질이 향상되며 혹 회춘할지도 모르겠습니다.

장이 편해야 뇌가 기뻐합니다

항우울 작용을 하는 신경전달물질인 세로토닌이 부족하면 우울해집니다. 행복 호르몬의 일종으로 알려진 세로토닌은 90% 이상이 장에서 만들어집니다. 그래서 소화기관인 장과 세로토닌, 우리의 감정은 아주 중요한 연결 관계가 있다고 할 수 있습니다. 장이 불편하면 세로토닌을 제대로 만들어내지 못하고, 세로토닌의 재료가 되는 트립토판을 소화 흡수하지 못합니다. 그러면 뇌에서 세로토닌을 만들 때, 트립토판이 부족하여 우울한 감정이 쌓여가겠지요. 장이 편해야 뇌가 기뻐한다고 한 이유입니다.

기능의학 의사가 우울증 환자들을 치료하면서 장을 치

료하려는 이유가 여기에 있습니다. 장을 치료하는 법은 너무나 방대하지만, 우리가 생활 속에서 할 수 있는 것부터 해 나가는 것이 중요합니다. 장에 부담이 없는 슬로우푸드와 된장과 청국장, 잘 발효된 김치를 즐겨 먹고 각종 가공식품과 패스트푸드, 달고 짠 음식과 요즘 유행하는 과하게 매운 음식들을 피하는 것이 가장 기본적인 실천입니다. 이 외에도 섬유질이 많은 음식과 유산균을 꾸준히 복용하는 방법도 있습니다. 특별히 장에서 헬리코박터가 검출되었다면, 제균하는 것도 중요한 포인트입니다.

장기간 항우울제를 복용하고 계시거나, 우울증 치료에 진전이 없으신 분들이 계시다면, 가까운 기능의학 의사를 만나서 장을 먼저 살펴보시기를 제안합니다.

5) 건선

건선이 발생하는 많은 요인 중 하나는 불완전한 단백질의 소화라고 생각하는 기능의학 의사들이 있습니다. 단백질 대사 과정이 불완전해지면, 장 안에서 여러 독성 대사 물질이 증가하는데요. 이 현상이 건선 환자에게서 증가된다는 것이 확인되었기 때문입니다. 그러므로 건선 치료를 할 때는 장도 치료해야 합니다. 그래서 '기승전결' 대신 '기승전장(?)'이라고 생각하는 기능의학자가 많은데요. 저 역시 그렇습니다.

건선을 치료하기 위해서는 장 치료와 함께 단식과 만성 음식물 알러지를 확인하여 회피하고, 오메가3 지방산, 비타민E, 아연, 크롬, 셀레늄, 비타민D의 보충과 함께 푸마르산, 자외선치료, 케모마일, 캡사이신 크림 등을 사용하도록 권하고 있습니다. 어떤 분은 베르베린이나 엉겅퀴를 사용하시는 분도 있는데요. 실리마린이라는 간장약을 쓰기도 합니다.

5. 갑상선 기능

1) 갑상선

갑상선 호르몬을 만들려면 요오드와 티로신이 결합해야 하는데요. 불소와의 관계에서 요오드는 불소와 경쟁적으로 작용합니다. 그러니 불소가 들어가면 그것이 갑상선의 요오드 자리를 차지하니 갑상선 기능이 떨어지겠지요.

그래서 요오드 결핍이나 불소의 과잉은 갑상선의 기능 감소를 유발하고, 이로 인해 반발적인 갑상선종으로 부르는 갑상선 비대가 발생하기도 합니다. 갑상선종에 요오드 부족이 원인인 경우가 90%라고 주장하는 이도 있습니다. 물론 하시모토 갑상선염으로 알려진 자가면역질환이 갑상선 기능저하증의 가장 큰 원인이기는 하지만 기능의학자의 시선은 약간 다를 수도 있습니다.

갑상선 기능이 떨어지면 콜레스테롤과 중성지방 수치가

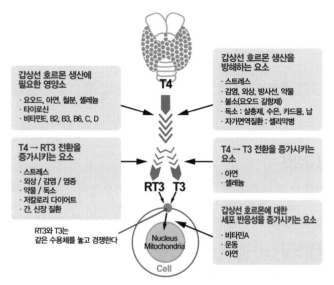

갑상선 기능에 영향을 주는 요소

갑상선 호르몬 생산에 필요한 영양소
· 요오드, 아연, 철분, 셀레늄
· 타이로신
· 비타민E, B2, B3, B6, C, D

갑상선 호르몬 생산을 방해하는 요소
· 스트레스
· 감염, 외상, 방사선, 약물
· 불소(요오드 길항제)
· 독소 : 살충제, 수은, 카드뮴, 납
· 자가면역질환 : 셀리악병

T4 → RT3 전환을 증가시키는 요소
· 스트레스
· 외상 / 감염 / 염증
· 약물 / 독소
· 저칼로리 다이어트
· 간, 신장 질환

T4 → T3 전환을 증가시키는 요소
· 아연
· 셀레늄

RT3와 T3는
같은 수용체를 놓고 경쟁한다

갑상선 호르몬에 대한 세포 반응성을 증가시키는 요소
· 비타민A
· 운동
· 아연

T4

RT3 T3

Nucleus
Mitochondria

Cell

그림 4.13 갑상선 기능에 영향을 주는 요소

높아집니다.[35] 죽상 동맥 경화증과 같은 질환의 가능성이 높아지겠지요. 남성의 성욕 감소와 여성의 월경이상도 발생합니다. 만약 갑상선 기능 저하의 여성이 임신하게 되면 유산, 조산, 사산의 빈도가 높아집니다. 손톱과 발톱이 얇아져 깨지기 쉽고, 옆으로 가로지르는 손톱의 홈이 나타나기도 합니다. 또한 우울, 허약, 피로, 근육통, 변비 등이 나타납니다. 기초 체온이 감소하거나 몸이 차가워지고, 손발도

차가워질 수 있습니다. 머리털이 얇아지고 푸석거리고 탈모가 되기도 합니다.

갑상선 기능저하증은 호르몬 검사로 쉽게 알 수 있습니다. 주류의학에서는 호르몬을 투여하는데요. 기능의학을 하는 저는 요오드, 아연, 티로신, 비타민B군, 비타민C 등을 권하고 있습니다.

2) 갑상선 기능저하증 증후군과 자가 진단

작년 겨울, 저의 졸저인 '기능의학 건강관리 20주제'라는 책을 발간하였습니다. 책을 보시고 많은 분들이 병원으로 문의 전화를 주십니다. 진료대기 중인 환자가 밀려 대부분 외부 전화를 받을 시간이 없지만, 그날은 잠시 시간이 나서 전화를 받을 수 있었습니다.

환자분은 몸이 차갑다는 증상을 호소하셨습니다. 손과 발이 차고, 몸 전체가 으슬으슬 한데도 체온을 확인하면 36도 정상이라고 하셨습니다. 혈액 순환도 잘 되지 않는 것 같다고 하셨는데요. 저는 갑상선 기능저하증이 의심되어 몇 가지 질문을 하였습니다.

① 손톱에 세로줄이 있나요?

② 눈썹의 외측 1/3이 많이 빠져 있나요?

③ 변비나 소화불량 증상이 있나요?

④ 몸이 자주 붓고, 눈 주위가 자주 붓지는 않나요?

⑤ 모발이 푸석거리나요?

⑥ 피로를 자주 느끼고, 기억력이 떨어지는 것을 느끼나요?

위 질문에 포함되신다면, 갑상선 기능저하증을 의심해 볼 수 있습니다. 한국 중년 여성의 30% 이상이 기능적인 갑상선 기능 저하입니다. 갑상선 호르몬 검사는 정상이지만 기능 저하 증상이 있는 경우가 많습니다. 한 번씩 확인해 보

T4 →T3 변환을 돕는 것	T4 →T3 변환을 방해하는 것
1. 비타민B군	1. 각종 중금속(수은, 납, 알루미늄 등)
2. 요오드	2. BPA, 불소, 염소
3. 아연	3. 조절되지 않은 고혈당
4. 셀레늄	4. 술, 담배
5. 간헐적 단식	5. 스트레스
	6. 철분의 결핍

시기를 권합니다. 갑상선에서 호르몬을 만들어 분비할 때는 주로 T4 형태로 분비하였다가 필요시 T3로 변환되어 사용되는데요. T4에서 T3로 변환되는 것에 초점을 두어 갑상선 기능저하증을 치료할 수 있습니다.

- 유튜브 "닥터덕" -

질환 리뷰 #12: 기능성 갑상선 기능저하 확인하는 방법 - 손톱, 눈썹, 혓바닥

 [도서] **갑상선 기능저하 평생 관리하기** (의학박사 정윤섭 저 / 주 이모션피에스)
[도서] **갑상선 진료 완전정복** (우리의학서적)

6. 남성의 성기능 문제

저는 지금까지 진행해온 이 책의 파트 4를 텔로미어 이야기로 시작하면서 노화가 멈출 수 있는가, 심지어 노화의 역전이 가능한가라는 질문을 던졌습니다. 그러면서 나이가 너무 많아서 생리가 멈추고 생물학적으로 임신할 가능성이 없는 아브라함과 그의 아내가 이삭의 임신을 약속 받는 상수리나무 아래에서 일어난 일을 말씀드렸습니다.

하나님께서 아브라함에게 자녀를 주시겠다고 하신 것은, 그들 부부에게 생식능력을 부여하여 정상적으로 임신이 되고, 사라의 배속에서 태아가 정상적으로 자라가고, 그리고 사라의 태에서 아이가 나와서 갓난아이로부터 점점 자라가는 것을 전제로 한 것입니다. 사라의 생식능력의 회복과 상관없이 다른 곳에서 아이를 데려다가 주시거나, 아니면 초자연적으로 아이를 창조하여 품에 안겨주거나 하는 방식이 아니었던 것입니다. 그러니까 아이를 가질 수 없는 노년기에서 태아를 정상적으로 임신하고 태아를 키울 생식 능력을 사라에게 회복시켜서 일을 이루신 것입니다. 그것은 기적이었고, 두 사람에게는 큰 복이었던 것이 사실입니다. 하나님께서 이 부부에게 기적을 일으키셔서 사라의 몸에 나타난 구체적인 현상은 아마도 지금까지 제가 언급한 이런 현상들이 아니었을까 생각해봅니다.

앞의 내용들을 다시 요약 정리해보자면, 상수리나무 아래에서 약속을 받은 후 남편 아브라함과 특히 아내 사라의 몸속에서는 텔로미어가 길어지고, DHEA가 높아지면서 에스트로겐과 테스토스테론이 다시 정상화되고, 부신의 기능이 회복되고, 자율신경계가 조절되고, 송과체에서 멜라토닌이 분비되고, 송과체에 있으면 안되는 칼슘과 불소가 제거되고, 위에서는 저산증이 치료되고 췌장의 기능이 회복되면서, 장내 유익균들이 세로토닌을 잘 생성하여 우울 대신 활력으로 가고, 갑상선의 기능이 회복되는 현상들이 일어났을 것입니다.

하지만, 한 가지가 없으면 사라에게 임신이 될 수 없습니다. 그렇게 되면 자녀를 주시겠다는 언약은 이루어질 수 없습니다. 그것은 바로 아브라함의 성 기능 문제입니다.

1) 남성 불임

미국의 부부 가운데 15% 이상이 불임이라고 합니다. 그 중 1/3은 남성의 문제라고 하는데요. 최근 환경 오염이 극심해져서 납이나 수은, 비소 같은 중금속, 유기용매, 살충제, 합성 에스트로겐 등의 증가로 정자의 수가 급감하고 있어서 남성 불임의 문제가 점점 심각해지고 있습니다.

정자 수를 늘리고, 정자의 활동력을 높이는 방법은 음낭 온도를 낮추는 것입니다. 옛 양반 집에서는 귀한 종손은 너무 뜨거운 아랫목에 놔두면 안된다는 말이 내려왔습니다. 음낭의 온도가 높아져 정자 수가 줄어들고 활동력도 떨어지기 때문입니다. 그냥 하인의 아들처럼 겨울철 밖에서 팽이치기, 연날리기를 하면서 추위에 노출되어야 정자가 건강할 수 있었던 것입니다.

수면 부족도 정자 수가 감소하는 요인이어서, 수면의 질을 높이는 것도 중요합니다. 합성 에스트로겐, DES, PCB, DDT, 다이옥신 등도 피해야 하고, 중금속도 피해야 합니다. 비타민C와 좋은 지방, 좋은 오일, 아연, 아르기닌, 카르니틴, 인삼, 베타카로틴 등을 권합니다.

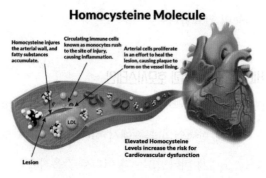

그림 4.14 호모시스테인 – 혈관 내피에 상처를 내다 / 출처 https://drjockers.com

그리고, 남성의 성기로 향하는 혈관 문제가 없어야 합니다. 기능의학 병의원에서는 호모시스테인 검사를 하는데요. 호모시스테인은 혈액 속 노폐물이고 이것이 높아지면 혈관 내벽에 상처를 내고 치료되는 과정에서 칼슘과 콜레스테롤이 엉겨져 복구를 시도하게 됩니다. 반복되면 혈관은 딱딱해지고 동맥경화나 발기 부전 등이 발생할 수도 있습니다. 호모시스테인은 심장마비의 위험도를 평가하는 도구이기도 합니다.

호모시스테인은 아미노산인 메티오닌이 시스테인으로 전환될 때 생성되는 중간 생성물입니다. 엽산 B6와 B12가 부족할 때 상승됩니다. 이것은 동맥경화증을 일으키는데요. 남성의 경우 이 혈액 노폐물을 줄이려면 비타민B군, 아연,

마그네슘 등이 필요합니다.

2) 비타민B군의 부족과 호모시스테인

호모시스테인이 높아지는 이유 중 하나가 비타민B군의 결핍입니다. 왜 현대인의 몸속에서 비타민B 결핍이 도드라진 걸까요? 도대체 비타민B는 다 어디로 갔을까요?

30년 전에 재배되었던 과일이나 야채와 현재 재배되는 과일 야채의 비타민과 미네랄 함유량을 비교해보면, 현재의 과일이나 야채의 함유량이 1/20으로 감소했다는 주장들이 있습니다. 우리가 현대에 먹는 먹거리에는 비타민과 미네랄

시금치 영양소 비교

비타민A			비타민C			철분			칼슘		
52년	82년	93년	52년	82년	93년	52년	82년	93년	52년	82년	93년
8,000	1,700		150	65	8	13	3.7	0.7		55	39

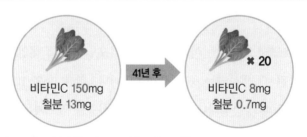

그림 4.15 식품 미네랄, 철분 성분 비교 / 출처:일본 농산청 자료

현대인을 위한 기능의학 건강관리 실용편

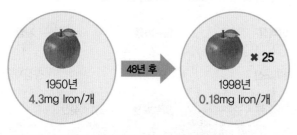

미네랄과 철분 성분 비교

48년 후

1950년
4.3mg Iron/개

1998년
0.18mg Iron/개

✕ 25

그림 4.16 식품 미네랄, 철분 성분 비교 / 출처:일본 농산청 자료

이 거의 없다는 것인데요. 그래서 우리가 단순 식이로만 얻을 수 있는 영양소는 터무니없이 부족합니다. 영양제를 섭취하고 보충제를 투여하는 이유입니다.

몸속에 조금 들어온 비타민과 미네랄은 탄수화물을 대사하는 과정에서 소모되어 버립니다. 그래서 체내에 비타민 B군이 많이 부족한 것인데요. 그러므로 B군의 소모를 줄이려면 탄수화물 섭취를 줄여야 합니다. 호모시스테인이 높아진 분들에게는 밀, 쌀음식을 줄이고, 탄수화물이 많은 식품 섭취를 자제하도록 권합니다. 탄수화물을 배제한 식단을 권하고 있고, 대신 좋은 유기농 야채, 방목한 닭이 낳은 달걀, 올리브유 등을 권하고 있습니다. 저의 유튜브 "닥터 까막눈"에도 저의 하루 식사를 사진으로 찍어서 올려놓았습니다. 아마 상수리나무 아래 약속 이후 아브라함도 혈관이 튼

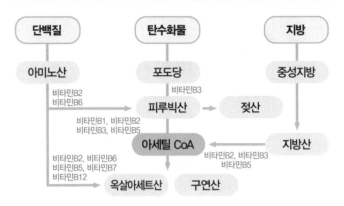

그림 4.17 음식물 대사에 필요한 비타민

튼해지고 호모시스테인도 좋아졌을 것입니다.

7. 노년에 기억해야할 것들

1) 운동

창세기 18장에 보면 아브라함의 행동은 무척 빠릅니다. 그의 행동을 묘사하기 위하여 숨가쁘게 등장하는 단어들이 매우 특이합니다. 곧, 달려나가, 급히, 속히, 달려가서, 급히. 노년의 아브라함인데 매우 민첩하게 그리고 빨리 움직이고 있다는 것을 강조합니다. 그는 모셔 들인 손님을 대접하기 위하여 쉼 없이 움직입니다.

노년이라고 안락한 소파에만 파묻혀 있으면 죽습니다. 노년에도 열심히 움직이고 운동해야 합니다. 텔로미어 연구자가 마라톤을 하는 것처럼, 상수리나무 아래 있던 아브라함이 재빨리 움직이는 것처럼요.

2) 치매

저희 어머니는 말년에 치매셨습니다. 그리고 막내인 저

와 아내가 어머니를 모셨는데요. 아내는 치매 어머니를 우리 집에 모시기 전에도 따로 사시는 시부모님을 극진한 사랑으로 대하였습니다.

아이들도 어리고, 제가 무척 바쁜 시기였기 때문에 아내가 고생을 참 많이 했습니다. 제가 레지던트 수련을 받고 있을 당시 아내는 날마다 저녁 6시쯤 시댁에 전화를 했습니다. 아버지와 어머니는 막내며느리와 전화하는 시간을 무척 좋아하셨고, 매일 저녁 6시에 전화벨이 울리기를 기다리기 시작하셨는데요. 6시면 챙겨 드셨던 저녁 식사를 며느리 전화 이후로 늦추기까지 하셨습니다. 이쯤 되니, 저는 도대체 매일 전화로 무슨 이야기를 하는지 궁금해졌습니다. 아내는 대답했습니다.

"아침에 드신 반찬도 물어보고, 점심에 드신 반찬도 물어봐요. 지금은 어떤 음식이 제철인지를 물어보기도 하고, 아버님께는 오늘 어떤 글을 쓰셨는지, 어떤 그림을 그리셨는지도 물어봐요."

아버지께서는 동양화를 자주 그리셨고, 글을 즐겨 쓰셨는데요. 지인들은 아버지께 표구할 글자를 써 달라고 부탁

하기도 하셨습니다. 아내는 매일 전화를 해서 하루 동안 드신 구체적인 음식을 묻고, 아버지께서 쓰신 글자에 담긴 의미까지 물어가며 수다쟁이가 되어 있었습니다.

너무 바쁘고 힘든 수련 기간에는 신혼집에 들어가지 못할 때도 많았습니다. 며칠을 병원에서 숙식하다 오랜만에 집에 갔는데 아내가 없었습니다. 처가에 간 줄 알고 장모님께 전화했더니 집에 안 왔다면서 싸웠냐고 물어 보시더군요. 뒤늦게 아내가 냉장고에 남긴 메모를 확인했습니다.

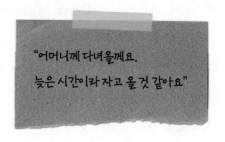

"어머니께 다녀올께요.
늦은 시간이라 자고 올 것 같아요"

여느 날처럼 어머니께 전화를 걸었는데 어머니 목소리가 좋지 않아 감기라도 드셨나 염려가 되어 시댁에 간 것이었습니다. 집에 전화했더니 어머니께서 "감기가 아닌데 감기인 줄 알고 막내가 놀라서 뛰어왔다"며 웃으시더군요.

시간이 지나 전문의 과정을 수료하고, 다른 도시에 개업을 했습니다. 그 시간 동안 아버지께서는 돌아가시고, 어머니 홀로 지내시는데 점점 치매 증상이 심해지셨는데요. 어머니를 모시고 살자고 이야기를 한 후, 아내는 어머니가 오래 사용하신 옛 가구들로 어머니가 생활할 방을 꾸며 익숙하고 편안하게 어머니를 모실 준비를 했습니다. 또, 어머니와 함께 사는 동안, 아내는 어머니가 좋아하시는 호박죽과 부드러운 식사를 준비해 잘 모셨습니다.

함께 사는 동안 어머니는 자꾸만 물건이 없어진다며 어린 손녀에서 누명을 씌우기도 하셨습니다. 음식에 대한 욕심이 많아져서 딸에게 전화하여 며느리가 밥을 많이 안 준다고 불평하기도 하셨습니다. 몇 차례 집을 나가 길을 잃어버리기도 하셨는데 새벽에 아내와 어머니를 찾아다니며 맘고생을 하기도 했습니다. 치매가 진행될수록 뇌에 있는 전두엽이 퇴축되는데요. 전두엽의 기능 중 하나인 억제 능력이 힘을 잃어 본능적이고 충동적인 행동 감정을 억제하는데 제 기능을 못하게 됩니다. 저의 어머니의 경우, 좌뇌가 더 빨리 줄어들었는지 항상 우울해하셨습니다.

제가 치매에 대한 지식과 경험이 더 많이 쌓여가면서 돌아가신 어머니 생각을 많이 하게 되는데요. 치매로 힘들어하신 어머니를 모셨던 것들을 돌아보며 아내와 저 스스로 "참 잘했다" 생각되는 부분도 있고, 그렇지 못한 부분도 있습니다.

- 잘한 점 -

1. 아내가 날마다 시댁에 전화한 것
2. 반찬과 글, 그림에 대하여 날마다 구체적인 대화를 이어간 것
3. 6시 전화로 저녁 식사 시간을 늦추어 간식의 필요성을 줄인 것
4. 건강 이상 징후를 빨리 파악하기 위해 시댁으로 달려 간 것
5. 갑작스러운 시댁 방문(삶의 모습 그대로를 볼 수 있어야 합니다)
6. 치매 증상이 심해질 때, 익숙한 가족 가까이에 있도록 모셔온 것
7. 익숙한 가구로 방을 꾸며드린 것

- 아쉬운 점 -

1. 평생을 사신 도시를 떠나 아들이 있는 다른 도시로 오시게 한 것
2. 아내의 헌신으로 너무나 편하게 모신 것. 어머니 스스로 생각하고 고민하고 움직이고 성취감을 즐길 기회를 박탈한 것

입니다. 이것은 지금 아내도 가장 후회하는 일입니다.

3. 익숙하지 않은 아파트로 모신 것

그때의 제가 지금의 경험치를 가지고 있었더라면 이렇게 했을 것 같습니다.

1. "마늘 좀 까주세요" - 손의 소근육 운동

2. "된장국 간이 맞나요? 간 좀 봐주세요" - 미각, 후각, 청각 확인

3. "남편 어렸을 때 개구쟁이였어요?"라는 과거 회상 보다는 "어제 드라마 어떻게 끝났어요?" 같은 최근 기억을 생각해 내는 질문

4. "이번 전화세 얼마 나왔는지 봐주세요. 저번 달은 얼마였는지 기억나세요?" - 숫자 기억

5. "형님은 생일이 언제예요?", "아버님 기일은 얼마나 남았어요?" - 가족에 대한 구체적인 내용 기억

6. "어머니, 아침 드세요"

7. "산책 가실까요?" - 적당한 운동

기일이 가까워지니 부모님 생각이 많이 납니다. 언젠가 죽음을 맞이하면 천국에서 다시 뵙게 되겠지요. 가족 중에

치매 환자 분이 계시거나, 치매 가족력이 있으시거나, 경도 인지장애가 있다면, 이 글을 다시 한번 꼼꼼히 읽어 보시기를 권합니다.

> (참조)
> [도서] **잠든 당신의 뇌를 깨워라** (황성혁, 이영훈 저 / 북앤에듀 출판)
> [도서] **우리 엄마 84.6세까지 치매 막아드리는 42가지 방법**
> (김양래 저 / 고래북스 출판)
> [도서] **알츠하이머의 종말** (데일 브레드슨 저 / 토네이도 출판)
> [도서] **노화의 종말** (데이비드 A. 싱클레어, 메슈 D. 러플랜트 저 / 부키 출판)

입안에서 장 누수와 뇌 누수를 막을 수 있을까? – 오일풀링 이야기

최근 영국 치과 의학저널에 논문이 발표되었습니다. 바로 구강 위생과 코로나 감염의 관련성에 대한 논문입니다.

"Could there be a link between oral hygiene and the severity of SARS-Cov-2 infections?"

논문 내용을 정리해보면, 구강 속에 있는 충치와 치주염을 유발하는 세균이 폐로 들어가 합병증을 일으킬 수 있기 때문에, 평상시 구강 위생관리를 철저하게 해야 코로나에 감염되었을 때 치사율이 낮아진다는 주장입니다.

몇 년 전 가수 이효리 씨가 오일풀링을 혈색이 맑아지고 피부가 좋아지는 미용 용법으로 소개한 적이 있습니다. 오일풀링은 민간요법으로 오랜 시간 전해져 왔는데요. '오일풀링이 효과가 있다 VS 없다'로 논란은 계속되고 있습니다. 오일풀링은 "Bad Science"라고 네이처(Springer Nature)에서 발행하는 영국 치과학 저널(BDJ, British Dental Journal)에서 발표가 되기도 하였고, 반면에 피부 클렌징을 클렌징오일과 폼클렌징으로 이중 세안하는 것처럼 기름에 의해 지용성 독소와 세균이 해결될 것이라고 기대하는 분들도 있습니다.

저는 치주질환을 유발하는 주요 박테리아인 포르피로모나스 긴기발리스가 장내 미생물총을 파괴하고, 장 누수를 유발하는 독소를 방출한다고 생각하고 있어서, 오일풀링을 문의하시는 분께 시도해보도록 권하고 있습니다.

오일풀링 하는 법

칫솔과 치실로 입안을 깨끗하게 한 후, 오일을 입안에 몇 분간 머금고 있다가 구강 안에서 굴리듯 가글하고 뱉어내는 방법입니다.

사용하는 오일

코코넛오일, MCT오일, 엑스트라 버진 올리브오일 등을
사용합니다.

오일풀링은 치주 질환
과 반복되는 구강 내 염증,
장 누수, 뇌 누수에 도움이 될 수 있
고, 뇌 안개나 건망증에도 도움이 될 수 있을 듯합니다. 특
히 치매 가족력이 있다면 더 적극적으로 오일풀링을 권해드
립니다. 오일풀링이 '배드 사이언스'라는 좋지 않은 평가가
있지만, 종종 오일풀링을 해서 좋은 효과를 보았다고 하시
는 환자들이 계시고, 많은 시간과 돈을 들여야 하는 것도
아니기 때문에 오일풀링은 해서 손해 볼 것이 없다고 생각
합니다.

- 유튜브 "닥터 까막눈" -

"오일풀링 하세요!"

기능의학 이야기를 마치며…

저의 『현대인을 위한 기능의학 건강관리, 실용편』은 여기까지입니다. 이 책에 담은 저의 적은 지식과 경험이 저의 지인들과 이 글을 읽는 분들께, 그리고 나아가 저의 자녀 세대들에게 까지도 도움이 되면 좋겠습니다. 가능하면 더 많은 곳에서 더 많은 분들에게 유익이 되기를 바랄 뿐입니다. 이 책을 출간하고 나면 저는 더 열심히 공부하고, 찾아오시는 환자들에게 더 열심히 정성을 쏟으며 치료할 작정입니다. 저는 힘들기는 하지만, 신앙인 기능의학 의사로 환자들을 진료하며 살아가는 것이 늘 복되고 보람이 있습니다.

1. Courrier international, no. 1908, 17-23, 2011년 11월, 베이징 (발췌)

2. 잔류성유기오염물질은 자연환경에서 분해되지 않고 먹이사슬을 통해 동식물 체내에 축적돼 면역체계 교란, 중추신경계 손상 등을 초래하는 유해물질로 대부분 산업 생산 공정과 폐기물 저온 소각과정에서 발생한다. 대표적인 물질로는 DDT, PCB, 다이옥신, 퓨란 등이 있다.

3. 음식의 역습 - 우리가 먹는 독성 물질의 모든것 (마이크 에덤스 저 / 루아크 출판) p81, No.24

4. Liao C & Kannan K. High levels of bisphenol A in paper currencies from several countries, and implications for dermal exposure. Environmental science & technology. 2011. 45(16):6761-8. PMID:21744851. PubMed. http://www.ncbi.nlm.nih.gov/pubmed/21744851

5. Campbell TC, Caedo JP, Jr., Bulatao-Jayme J, et al. "Aflatoxin M1 in human urine." Nature 227 (1970): 403-404.

6. Madhavan TV, and Gopalan C. "The effect of dietary protein on carcinogenesis of aflatoxin." Arch.Path. 85 (1968): 133-137.

7. Hawrylewicz EJ, Huang HH, Kissance JQ, et al. "Enhancement of the 7,12-dimethylbenz(a)anthracene (DMBA) mammary tumorigenesis by high dietary protein in rats." Nutr.Reps. Int. 26 (1982): 793-806

- Hawrylewicz EJ. "Fat-protein interaction, defined 2-generation studies." In: C. Ip, D. F. Birt, A. E. Rogers, and C. Mettlin (eds.), Dietary fat and cancer; pp. 403-434. New York: Alan R. Liss, 1986.

- Huang HH, Hawrylewicz EJ, Kissane JQ, et al. "Effect of protein diet on release of prolactin and ovarian steroids in female rats." Nutr. Rpts. Int. 26(1982); 807-820.

8. 1992년 5월 발간된 미 공군 회보 <플라잉세이프티>에서 로이 폴 대령은 조종사들에게 "현기증, 간질, 발작, 갑작스러운 기억력 상실, 점진적인 시력 저하"를 일으키는 아스파르탐의 위험을 경고하고 있다.

9. [네이버 지식백과] 아스파르탐 [Aspartame] (독성 정보)

10. S.C. Theisen and P.K. Mansfield, "Menopause: Social Construction of Biological Destiny?" J Health Educ 24 (1993): 209-13.

11. Shampay J, Szostak JW, Blackburn EH. (1984) "DNA sequences of telomeres maintatianed in yeast". Bature 310: 154~157.

- Greider CW, Blackburn EH. (1985) "Identification of a specific telomere terminal transferase activity in Tetrahymena extracts". Cell 43: 405~413.

12. Harley, C. B., W. Liu, et al. (2010). "A Natural Product Telomerase Activator As Part of a Health Maintenance Program". Rejuvenation Res: Epub ahead of print.

- Harley, C.B., et al. (2011). "A natural product telomerase activator as part of a health maintenance program". Rejuvenation Res. 14(1): 45~56

13. Sahin, E., et. Al. "Telomere dysfunction induces metabolic and mitochondrial compromise". Nature 470(7334): 359~365.(2011)

- Mirabello, L., et. al. "The association between leukocyte telomere length and cigarette smoking, dietary and physical variables, and risk of prostate cancer". Aging Cell 8(4): 405~413.(2009)

- McGrath, M., et. al. "Telomere length, cigarette smoking, and bladder cancer risk in men and women". Cancer Epidemiol Biomarkers Prev 16(4): 815~819.(2007)

14. Kassem, M., and P. J. Marie, "Senescence-associated Intrinsic Mechanisms of Osteoblast Dysfunctions," Aging Cell 10, no.2 (April 2011): 191-97, doi:10.1111/j.1474-9726.2011.00669. x.

- Brennan, T. A., et al., "Mouse Models of Telomere Dysfunction Phenocopy Skeletal Changes Found in Human Age-Related Osteoporosis," Disease Models and Mechanisms 7, no.5 (May 2014): 583-92, doi:10.1242/dmm.014928.

15. Aydinonat, D., et al., "Social Isolation Shortens Telomeres in African Grey Parrots (Psittacus eritbacus eritbacus)," PLOS ONE 9, no.4 (2014): e93839, doi:10.1371 /journal.pone.0093839.

– Mainous, A. G., et al., "Leukocyte Telomere Length and Marital Status among Middle-Aged Adults," Age and Ageing 40, no.1 (January 2011): 73-78, doi:10.1093/ageing/afq118; and Yen, Y., and F. Lung, "Older Adults with Higher Income or Marriage Have Longer Telomeres," Age and Ageing 42, no.2 (March 2013): 234-39, doi:10.1093/ageing/afs122.

16. Lea Winter man, "Suppressing the 'White Bears,'" Monitor on Psychology 42, no.9 (October 2011): 44.

17. Cherkas, L. F., et al., "The Association between Physical Activity in Leisure Time and Leukocyte Telovere Length," Archives of Internal Medicine 168, no.2 (January 28, 2008): 154-58, doi:10.1001/archinternmed.2007.39.

18. Carroll, J. E., et al., "Insomnia and Telomere Length in Older Adults," Sleep 39, no.3 (March 1, 2016): 559-64, doi:10.5665/sleep.5526.

19. Sachdeva, U. M., and C. B. Thompson, "Diurnal Rhythms of Autophagy: Implications for Cell Biology and Human Disease," Autophagy 4, no.5 (July 2008): 591-89.

20. Lee, K. A., et al., "Telomere Length Is Associated with Sleep Duration but Not Sleep Quality in Adults with Human Immunodeficiency Virus," Sleep 37, no.1 (January 1, 2014): 157-66, doi:10.5665/sleep.3328: and Cribbet, M. R., et al., "Cellular Aging and Restorative Processes: Subjective Sleep Quality and Duration Moderate the Association between Age and Telomere Length in a Sample of Middle-Aged and Older Adults," Sleep 37, no.1 (January 1, 2014): 65-70, doi:10.5665/sleep.3308.

– Jackowska, M., et al., "Short Sleep Duration Is Asscociated with Shorter Telomere Length in Healthy Men: Findings from the Whitehall II Cohort Study," PLOS ONE 7, no.10 (2012): e47292, doi:10.1371/journal.pone.0047292.

21. Chang A. M., D. Aeschbach, J. F. Duffy, and C. A. Czeisler, "Evening Use of Light-Emitting eReaders Negatively Affects Sleep, Circadian Timing, and Next-Morning Alertness," Proceedings of the National Academy of Sciences of the United States of America 112, no.4 (January 2015):

1232-37, doi:10/1073/pnas. 1418490112.

22. Farzaneh-Far, R., et al., "Association of Marine Omega-3 Fatty Acid levels with Telomeric Aging in Patients with Coronary Heart Disease," JAMA 303, no.3 (January 20,2010):250-57, doi:10,1001 /jama.2009.2008.

– Lee, J. Y., et al., "Association Between Dietary Patterns in the Remote Past and Telomere Length," European Journal of Clinical Nutrition 69, no.9 (September 2015): 1048-52, doi:10.1038/ejcn.2015.58

23. Leung, C. W., et al., "Soda and Cell Aging: Associations between Sugar-Sweet-ened Beverage Consumption and Leukocyte Telomere Length in Healthy Adults from the National Health and Nutrition Examination Surveys," American Journal of Public Heath 104, no.12 (December 2014): 2425-31, doi:10. 2105/ AJPH.2014.302151.

24. Zhu et al., "Increased Telomerase Activity and Vitamin D Supplementation in Overweight African Americans," International Journal of Obestiy (June 2012): 805-9, doi:10.1038/ijo.2011.197.

25. Rovertson, T., et al., "Is Socioeconomic Status Associated with Biological Aging as Measured by Telomere Length?" Epidemiologic Reviews 35 (2013): 98-111, doi:10.1093/epirev/mxs001.

26. Kahl, V. F., et al., "Telomere Measurement in Individuals Occupationally Ex-posed to Pesticide Mixtures in Tobacco Fields," Environmental and Molecular Mutagenesis 57, no.1 (January 2016), doi:10.1002/em.21984.

– Pawlas, N., et al., "Telomere Length in Children Environmentally Exposed to Low-to-Moderate Levels of Lead," Toxicology and Applied Pharmacology 297, no.2 (September) 1, 2015): 111-18, doi:10.1016/ j.taap.2015.05.005.

27. Factor-Litvak, P., et al., "Leukocyte Telomere Length in Newborns: Implications for the Role of Telomeres in Human Disease," Pediatrics 137, no.4 (April 2016): e20153927, doi:10.1542/peds.2015-3927.

28. Tarry-Adkins, J. L., et al., "Nutritional Programming of coenzyme Q: Potential for Prevention and Intervention?" FASEB Journal: Official Publication of the Federation of American Societies for Experimental

Biology 28, no.12 (December 2014): 5398-405, doi:10.1096/fj.14-259473.

29. S.S. Yen, A.J. Morales, and O. Khorram, "Replacement of DHEA in Aging Men and women: Rotential Remedial Effects," Ann Ny Acad Sci 774(1995): 128-42.

30. S.C. Theisen and P.K. Mansfield, "Menopause: Social Construction of Biological Destiny?" J Health Educ 24 (1993): 209-13.

31. H.M. van Praag, "Central Monoamine Metabolism in Depressions, I: Serotonin and Related Compounds," Compr Psychiaty 21 (1980): 30-43.

– H.M. van Praag. "Studies on the Mechanism of Action with Serotonin Precursors in Depression," Psychopharmacol Bull 20 (1984): 599-602.

– J.J. van Hiele, "L-5-hydroxytryptophan in Depression: The First Substitution Therapy in Psychiatry?" Neuropsychobiology 6 (1980): 230-40.

– W.F. Byerley er al., "5-hydroxytryptophan: A Review of Its Antidepressant Efficacy and Adverse Effects," J Clin Psychopharmacol 7 (1987): 127-37.

– H.M van praag, "Management of Depression with Serotonin Precursors," Biol Psychiatry 16 (1981): 291-310.

32. P. Koch-Sheras and A. Lemley, The Dream Sourcebook (Los Angeles: Lowell House, 1996).

33. H.A. Rafsky and M. Weingarten, "A Study of the Gastric Secretory Response in the Aged," Gastroent May (1946): 348-52.

– S.A. Barrie, "Heidelberg pH Capsule Gastric Analysis," in: A Textbook of Natural Medicine, J.E,. Pizzorno and M.T. Murray, eds. (Seattle, W.A: JBC Publications, 1985).

– D. Davies and T.G. James, "An Investigation into the Gastric Secretion of a Hundred Normal Persons over the Age of Sixty," Brit J Med i(1930):1-14.

– J.H. Baron, "Studies of Basal and Peak Acid Output with an Augmented Histamine Meal," Gut 3 (1963): 136-44.

34. J. van Marle et al., "Deglycyrrhizinised Liquorice (DGL) and the Renewal of Rat Stomach Epithelium," Eur J Pharmacol 72 (1981): 1279-82.

– B. Johnson and R. McIssac, "Effect of Some Anti-Ulcer Agents on Mucosal Blood Flow," Br J Pharmacol 1 (1981): 308.

– J.Y. Kang et al., "Effect of Colloidal Bismuth Subcitrate on Symptoms of Castric Histology in Non-Ulcer Dyspepsia: A Double-Blind Placebo Controlled Study," Gut 31 (1990): 476-80.

35. W.M.G. Turnbridge, D.C. Evered, and R. Hall, "Lipid Profiles and Cardiovascular Disease in the Wickham Area with Particular Reference to Thyroid Failure," Clin Endocrinol 7 (1977): 495-508.

– M. Gold, A. Pottash, and I. Extein, "Hypothy-roidism and Depression, Evidence from Complete Thyroid Function Evaluation," JAMA 245 (1981): 1919-22